CONCEPTOS Y ESTRATEGIAS EN TERAPIA RESPIRATORIA

AGRADECIMIENTO

Con mi eterno agradecimiento a mi esposa Cecilia, a mis hijos Diana, Jonathan, Daniel y Kenneth, por su invalorable y constante apoyo a este trabajo.

CONCEPTOS Y ESTRATEGIAS EN TERAPIA RESPIRATORIA

Victor Villena

Copyright © 2011 por Victor Villena.

Número de Control de la Biblioteca del Congreso de EE. UU.: 2011919070
ISBN:
    Tapa Dura   978-1-4633-0683-0
    Tapa Blanda   978-1-4633-0486-7
    Libro Electrónico   978-1-4633-0682-3

Todos los derechos reservados. Ninguna parte de este libro puede ser reproducida o transmitida de cualquier forma o por cualquier medio, electrónico o mecánico, incluyendo fotocopia, grabación, o por cualquier sistema de almacenamiento y recuperación, sin permiso escrito del propietario del copyright.

Este Libro fue impreso en los Estados Unidos de América.

Para pedidos de copias adicionales de este libro, por favor contacte con:
Palibrio
1663 Liberty Drive, Suite 200
Bloomington, IN 47403
Llamadas desde los EE.UU. 877.407.5847
Llamadas internacionales +1.812.671.9757
Fax: +1.812.355.1576
ventas@palibrio.com

INDICE

SECCION I
Conceptos Básicos de la Fisiología Cardio Respiratoria 11

- A. Fisiología Respiratoria 11
  1. Mecanismo Respiratorio 12
  2. Transporte de O_2 16
  3. Transporte de CO_2 19
  4. Circulación Pulmonar 20
     - Presión en la circulación pulmonar 20
     - Distribución del flujo pulmonar sanguíneo 21
     - Regulación del flujo sanguíneo pulmonar 22
     - Shunts 22
  5. Control de la Respiración 23
     - Control central de la respiración SNC 23
     - Control de Quimiorreceptores 24
  - Preguntas 27
- B. Fisiología Cardiaca 29
  1. Hemodinámica Cardiovascular 29
     - Componente vascular 29
     - Velocidad del flujo sanguíneo 29
     - Flujo Sanguíneo 30
     - Resistencia 31
     - Distensibilidad 31
     - Presión arterial 32
  2. Electrofisiología Cardiaca 33
  3. Ciclo Cardiaco 35
  4. Control del Sistema Cardiovascular 37
     - Regulación Vasculatura Periférica 37
     - Regulación del Gasto Cardiaco 38
  - Preguntas 43

SECCION II
Evaluacion del Paciente 45

- A. Revision de la Historia Medica 45
- B. Evaluación Clínica 46
  1. Aspecto General 46
  2. Signos Vitales y Funciones Vitales 47
  3. Evaluación del Sistema Hemodinámico 48
  4. Evaluación de Cabeza y Cuello 50
  5. Evaluación de Tórax y Pulmones 50
     - Topografía Torácica 51
     - Patrón Respiratorio 51
     - Actividad de músculos accesorios: 52
     - Examen Clínico 52
  6. Evaluación de las Extremidades 54
- C. Evaluacion de Pruebas de Laboratorio 55
  - Laboratorio Hematológico 55
  - Evaluación Función Renal 59
  - Evaluación Función Hepática 64
- D. Evaluación Radiológica 65
  - Anatomía Radiologica - Características 65
  - Terminología 66
  - Otros procedimientos radiológicos 67
  - Procedimientos Especiales 67
- E. Monitoreo y Evaluación del Paciente 68
  - Capnografia 68
  - Oximetría 69
  - Método Transcutaneo del PO_2 y PCO_2 70
  - Preguntas 71

SECCION III
Oxigenoterapia 74

- A. Definiciones 74
- B. Objetivos de la oxigenoterapia 75
- C. Efectos de la Hipoxemia 75
- D. Peligros y Complicaciones de la Oxigenoterapia 76
  - Hipoventilación 76
  - Atelectasia 77

    Toxicidad del Oxígeno 77
E. Falla de la Oxigenación 79
F. Administración del Oxigeno 80
    Sistema de Flujo Bajo 81
    Sistema de Flujo Alto 81
    Equipos de Control Ambiental 83
G. Gases a considerar 83
    Heliox 83
    Oxido Nitrico (NO) 84
H. Sistemas de Administracion Gases Medicinales 85
    Preguntas 88

SECCION IV
Pruebas de Diagnostico de Funcion Pulmonar 90

A. Gases Arteriales 90
   1. Indicaciones 90
   2. Valores Normales 91
   3. Relación gases arteriales con funciones vitales 91
   4. Evaluación Clínica de Condición Acido Básica ... 92
      Interpretación 92
      Anormalidades Acido Básicas 94
      Observaciones 96
B. Pruebas de Función Pulmonar (PFP) 97
   1. Definición 97
   2. Indicaciones 98
   3. Contraindicaciones. 98
   4. Espirometria 99
   5. Otras Pruebas Afines 101
   6. Propósito Pruebas funcionales Pulmonares 102
   7. Espirometria – Curva FVC 103
   8. Capacidad de Difusión del Pulmón (DLCO) ... 106
   9. Resultados de las Prueba Pulmonar Funcional ... 108
    Preguntas 110

SECCION V
Terapia Respiratoria 112

A. Terapia Humidificadora 112
   1. Definiciones 112

    2. Humidificadores 114
    3. Indicaciones 117
    4. Objetivos 118
    5. Complicaciones 118
B. Nebulizadores 119
    1. Definición 119
    2. Tipos de Nebulizadores 119
    3. Indicaciones 121
    4. Contraindicaciones 121
    5. Inhaladores—MDI 122
    6. Inhalador—DPI 123
    Preguntas 125

SECCION VI
Cuidados de las Vias Aereas 127

A. Succion 127
    Indicaciones 127
    Peligros 128
    Equipamiento 128
B. Ventilacion Presion Positiva Intermitente (IPPB) 129
    Indicaciones 130
    Contraindicaciones 130
    Complicaciones 130
    Procedimiento 130
C. Ventilacion Percusiva Intrapulmonar (IPV) 131
    Procedimiento y uso 132
    Indicaciones - Contraindicaciones 132
D. Medidas de Proteccion de las Vias Aereas 133
    Indicaciones 133
    Manejo de Emergencia de las Vías Aéreas 135
        Indicaciones 135
        Equipo de Intubacion 136
        Procedimiento de Intubación Endotraqueal 138
E. Farmacos del Sistema Cardio – Respiratorio 141
    Agentes del Sistema Respiratorio 141
    Farmacos que Afectan El Sistema Cardiovascular 147
    Agentes que Afectan El Sistema Nervioso Central 150
    Preguntas 153

SECCION VII
Ventilacion Mecanica ... 156

- A. Ventilación Mecánica (VM). ... 156
  - La Falla Respiratoria ... 156
  - Indicaciones ... 157
  - Contraindicaciones ... 158
  - Objetivos ... 158
  - Las Divisiones Funcionales del Sistema Respiratorio ... 159
  - Parámetros indican necesidad de soporte ventilatorio ... 160
  - Soporte ventilatorio por mecanismo fisiológico. ... 161
- B. Ventilador ... 161
  - Introducción ... 161
  1. Funciones básicas del ventilador ... 162
     - Esquema General ... 162
     - Variables de Control ... 163
     - Variables de fase ... 164
     - Modos de Ventilación ... 166
  2. Tipos de ventiladores ... 166
     - De presión negativa ... 167
     - De presión positiva ... 167
  3. Parámetros básicos de ventilación asistida ... 169
  4. Modos de Ventilación ... 170
     - Control de Presión (CP) ... 170
     - Control / asistida (A/C) ... 172
     - SIMV ... 174
     - PSV ... 176
     - PEEP/CPAP ... 179
     - BiPAP ... 180
     - APRV ... 181
  5. Alarmas del ventilador ... 182
  6. Complicaciones de la Mecánica Ventilatoria ... 183
  7. Aplicación Clínica de Ventilación Mecánica ... 184
     - Etapa de inicio ... 185
     - Monitoreo ... 189
     - Desconexión o weaning ... 193
  8. Proceso de Extubacion ... 197
  - Preguntas ... 199

SECCION VIII
Enfermedades Respiratorias 202

A. Enfermedades Pulmonares Obstructivas 202
   - EPOC (COPD) 203
     - Bronquitis Cronica 203
     - Enfisema 204
   - Asma 205
   - Bronquiectasia 207
   - Fibrosis Quistica 208
B. Enfermedades Pulmonares Restrictivas 209
   - Patologias Restrictivas Agudas 210
     - ARDS 210
     - Insuficiencia Respiratoria del Neonato. 212
   - Patologias Restrictivas Cronicas 213
     - Neumoconiosis 213
C. Enfermedad Vascular Pulmonar: Embolia Pulmonar (EP) 214
D. Hipertension Pulmonar (HP) 216
E. Neumonia 218
F. Neumotorax 220
   - Preguntas 222

Bibliografia 225

SECCION I

Conceptos Básicos de la Fisiología Cardio Respiratoria

A. Fisiología Respiratoria

La función primaria de los pulmones es el intercambio gaseoso, la eficiente transferencia del oxigeno hacia el flujo sanguíneo y la eliminación del dióxido de carbono del mismo. Para este intercambio gaseoso se requiere de 1. un gasto cardiaco y una ventilación alveolar, 2. de una funcional área de superficie alveolo- capilar y 3. de una eficaz relación entre el flujo sanguíneo y la ventilación. En la enfermedad pulmonar se afectan estas condiciones, tanto la ventilación como el flujo sanguíneo pulmonar o la superficie alveolo capilar, provocando una alteración de la relación del flujo sanguíneo pulmonar con la ventilación, comprometiendo de este modo el intercambio gaseoso.

En esta función fisiológica respiratoria, participan los pulmones junto con los bronquios, vasos sanguíneos, nervios y linfáticos que entran o salen de cada pulmón por el hilium. La tráquea es la principal y extensa via aérea intratoracica, que se diversifica en bronquios principales derecho e izquierdo, los cuales entran a los lóbulos pulmonares y se siguen ramificando y subdividiendo en cada vez más pequeños segmentos hasta los bronquiolos terminales y los conductos y sacos alveolares.

En la inspiración, el aire cursa por las vías aéreas superiores, sigue por la tráquea, bronquios, continua su recorrido entre 10 a

23 generaciones o ramificaciones hasta llegar al alveolo. En esta estructura, los bronquios en sus primeros segmentos corresponden a la zona de conductancia, donde no hay intercambio gaseoso, sigue una zona transicional, que incluye bronquiolos y algunos alveolos y la zona respiratoria que contiene los bronquiolos terminales y los conductos y sacos alveolares donde se realiza el mayor intercambio gaseoso.

El mecanismo de ventilación es una interacción dinámica entre los pulmones, pared torácica y músculos respiratorios. La alteración de cualquiera de estos factores originara una variedad de enfermedades pulmonares.

1. Mecanismo Respiratorio

a. Los músculos inspiratorios: el principal es el diafragma, la contracción del diafragma significa casi el 75% del cambio del volumen intratoracico durante una inspiración normal y este musculo es inervado principalmente por el nervio frénico. Los músculos intercostales externos son los otros músculos de la inspiración. Tanto el diafragma como los músculos intercostales externos pueden cada uno mantener una adecuada ventilación al reposo.

El diafragma es inervado por dos nervios frénicos, que se originan en cada lado, como ramales del plexo cervical en el cuello. Ellos emergen de las ramas anteriores de nervios cervicales: C3, C4 y C5, con mayor contribución del C4. La transseccion del cordón espinal al nivel de la tercera cervical es fatal sin el soporte de respiración mecánica. Por debajo del segmento de la quinta cervical no sucede esto porque el nervio frénico estaría intacto e inervaría el diafragma. "Lesiones de la columna espinal, por debajo del nivel de origen del nervio frénico, no afectaría el movimiento del diafragma". Si los músculos intercostales mantienen su innervación, esta seria laboriosa pero suficiente para mantener con vida al individuo.

b. Los músculos espiratorios: son los músculos intercostales internos, que se contraen y resulta una disminución del volumen intratoracico y provocan una espiración forzada.

c. La distensibilidad o compliance del sistema respiratorio: es el cambio de volumen a un cambio de presión (fig. 1):

$$C = V / P$$

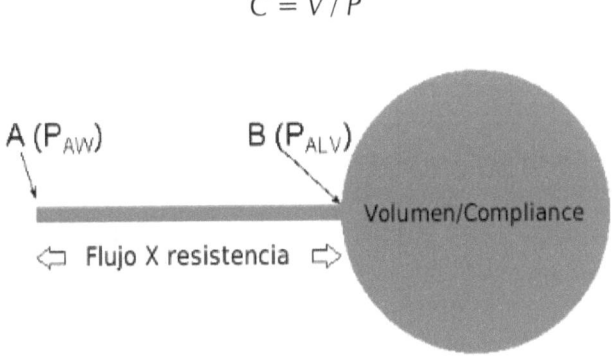

Figura 1: Compliance es un cambio de volumen ante un cambio de presión

Compliance o distensibilidad del pulmón: ante presiones medianas promedio, si la compliance es mayor, entonces los pulmones se distienden más. Si la compliance es menor los pulmones se distienden menos y las presiones son mayores.

Ahora bien, en reposo el volumen pulmonar es el relacionado a la capacidad residual funcional (FRC) y las presiones en los pulmones son iguales a las presiones atmosféricas. Ante este equilibrio de condiciones, los pulmones tienen la tendencia a colapsar, lo cual es balanceado por la tendencia de la pared torácica de expandirse. Como resultado de estas tendencias opuestas, la presión intrapleural es subatmosférica o negativa.

Si aire es introducido en el espacio intrapleural (neumotórax), la presión intrapleural llega a igualar la presión atmosférica, los pulmones se colapsan (su tendencia natural) y la pared torácica se expandiría (su tendencia natural).

Cambios se pueden presentar en la distensibilidad o compliance pulmonar y van desde la disminución de la distensibilidad como en los casos de fibrosis pulmonar o de insuficiencia de surfactante y puede aumentar esta distensibilidad como en los casos de enfisema pulmonar.

d. La tensión superficial del alveolo y el surfactante.

Debido a la tensión de la superficie alveolar el alveolo tiende a colapsar. La tendencia de esta presión a colapsar el alveolo esta directamente relacionada a la superficie de tensión e inversamente proporcional al radio alveolar (Ley de Laplace), como se muestra en la siguiente ecuación:

$$P = 2T / r$$

P   presión requerida para mantener alveolo abierto   dinas/cm2
T   tensión de superficie   dinas/cm2
R   radio del alveolo   cm

Alveolo con gran radio tiene menos presión de colapsar que los alveolos con radio menor.

En cuanto al surfactante, este es producido por la célula alveolar tipo II de la superficie alveolar y reduce la tensión de superficie, previniendo el colapso alveolar e incrementando la compliance. Ante su deficiencia el alveolo tiende a colapsar (atelectasia).

En prematuros, por deficiencia de surfactante, se presenta el síndrome insuficiencia respiratoria, donde el infante presenta atelectasia, con la dificultad de re-expandir los pulmones y como consecuencia ocasionar hipoxemia (V/Q alterado).

e. Resistencia de las vías aéreas

El flujo de aire esta directamente proporcional a la diferencia de presiones entre la nariz-boca y el alveolo, e inversamente proporcional a la resistencia de las vías aéreas (Ley de Poiseulle).

$$R = 8nl / \pi r4$$

Factores que cambian la resistencia de las vías aéreas:

- La contracción o relajación del musculo bronquial liso se debe a la estimulación vagal que provoca contracción bronquial y el estimulo simpático que produce dilatación de las vías aéreas.
- En relación al volumen pulmonar, notamos que volúmenes pulmonares elevados están asociados a una menor resistencia de las vías aéreas.
- La viscosidad o densidad del aire inspirado también intervienen en este proceso, por ejemplo, al practicar buceo, la densidad y resistencia del flujo de aire están aumentados.

Lo contrario sucede cuando se administra Helio al paciente, que es un gas de baja densidad, y por tanto es reducida la resistencia en la vía aérea. Hay que tener presente que el área de mayor resistencia se encuentra en el bronquio medio, no en las vías aéreas menores, porque estas tienen un sistema paralelo de distribución.

f. Ciclo respiratorio

1. En reposo: Los músculos respiratorios están en reposo, antes que la inspiración se inicie. La retracción de los pulmones y de la pared torácica son iguales pero opuestos, los pulmones tratando de colapsarse y la pared torácica tratando de expandirse. La presión atraves del árbol traqueo bronquial es

atmosférica, no hay flujo aéreo. La presión alveolar es la misma que la presión atmosférica. Porque las presiones pulmonares son siempre referidas a la presión atmosférica, la presión alveolar se considera cero.

2. Al iniciarse la inspiración los músculos inspiratorios se contraen y causan que el tórax se expanda. Así como el volumen torácico se incrementa, el volumen pulmonar también se incrementa y la presión alveolar disminuye debajo de la atmosférica y se convierte en presión negativa o sub atmosférica. Este gradiente de presiones causa que flujo de aire entre a los pulmones y continúe hasta que esta gradiente de presiones entre la atmosférica y la alveolar se disipe.

La presión intrapleural llega a estar más negativa durante la inspiración. Los volúmenes pulmonares aumentan, de igual la elasticidad de los pulmones se incrementa y como consecuencia la presión intrapleural se hace mas negativa que en el estado de reposo. Durante el periodo de inspiración máximo, el volumen pulmonar seria la capacidad residual funcional (FRC) mas un volumen tidal (Vt).

3. Luego, al iniciar la espiración los músculos inspiratorios se relajan, la presión alveolar supera a la presión atmosférica, dado que alveolo es presionado por las fuerzas elásticas del pulmón. La gradiente de presiones cambian y el aire sale de los pulmones. La presión intrapleural retorna a su nivel de reposo y el volumen pulmonar vuelve a valores de antes del inicio del ciclo.

2. Transporte de O_2

El oxigeno utiliza los pulmones y el sistema cardiovascular para llegar a los tejidos. Este mecanismo depende de: la cantidad de oxigeno que entra a los pulmones; del nivel del intercambio gaseoso, del flujo sanguíneo a los tejidos y de la capacidad de la sangre de contener oxigeno.

El flujo sanguíneo depende del grado de contracción del lecho vascular en el tejido y del gasto cardiaco.

La cantidad de O_2 en la sangre es determinada por: 1. la cantidad de O_2 disuelto, 2. la cantidad de Hb en sangre y 3. la afinidad de la Hb por el O_2.

El O_2 es transportado en la sangre de dos formas: una disuelta en solución y otra la más importante el O_2 unido a la Hb.

La capacidad de O_2 esta determinada por la concentración de Hb en sangre. El contenido de O_2 es la cantidad de O_2 transportado en sangre. Este contenido de O_2 depende de la concentración de Hb, de PO_2 y del P50 de Hb.

La curva de disociación Hb – O_2: es la curva que muestra la relación entre la PO_2 plasmático (axis x) y el porcentaje de saturación de la Hb (axis y).

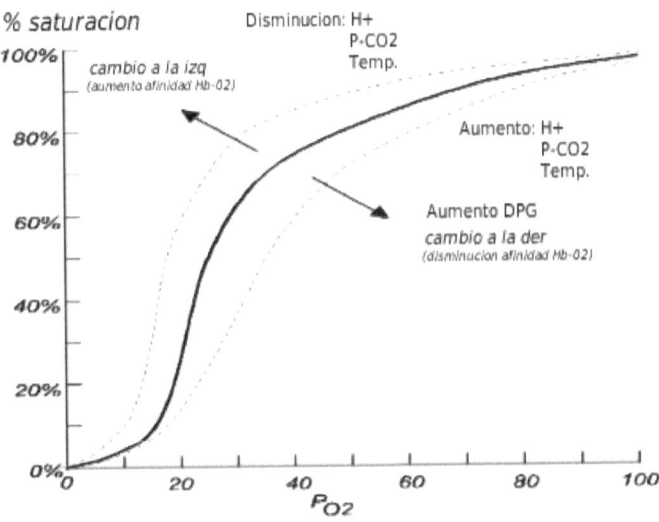

Figura 2: Curva de disociación Hb-O_2

La Hb se combina rápida y reversiblemente con el O_2 para formar oxihemoglobina y los cambios en la curva de disociación Hb-O_2 pueden ser de desvió a la derecha o la izquierda, dependiendo de la afinidad o no de la Hb por el O_2. Si el desvio es a la derecha es cuando la afinidad de la Hb por O_2 esta disminuida y hay un mayor desprendimiento del O_2 a los tejidos.

Como causas de desvio a la derecha tenemos:

- Un aumento de PCO_2 y disminución del pH
- Un aumento de temperatura
- Un aumento de concentración de 2, 3 DPG, que se combine con Hb y facilita transporte O_2 a los tejidos.

Desvio a la izquierda ocurre cuando la afinidad de la Hb por el oxigeno esta incrementada.

Como causas tenemos a lo inverso a lo que sucede en el desvio a la derecha, es decir:

- Disminución PCO_2
- Disminución de la temperatura y
- Disminución de la concentración de 2-3 DPG.

La Hb-fetal no se une a 2,3 DPG tan fuertemente como en el adulto, por lo que la afinidad de la Hb fetal por el O_2 esta incrementada y se desvio a la izquierda. Durante el envenenamiento con monóxido de carbón este compite con el O_2, por su gran afinidad por la Hb. La desviación es hacia la izquierda, por la gran afinidad en los lugares remanentes que aun contienen O_2, reduciendo la distribución del O_2 a los tejidos. El contenido total de O_2 en sangre esta reducido porque la capacidad de la Hb de llevar O_2 esta afectado por el monóxido de carbono.

Evidentemente la disminución de PaO_2 (hipoxemia) provocara trastornos variados de acuerdo a los causales y condiciones del paciente. He aquí algunas causas de hipoxemia y su mecanismo:

Mecanismo	Ejemplo
Disminución alveolar PO_2	En las grandes altitudes
Hipo ventilación	Enfermedad neuromuscular, sedación, EPOC
Desbalance V/Q	Embolismo pulmonar, edema pulmonar, fibrosis
Disminución de capacidad O_2	Anemia, envenenamiento por monóxido de carbón.

3. Transporte de CO_2

El CO_2 es producido en los tejidos y transportado a los pulmones por la sangre venosa de tres maneras: 1. CO_2 disuelto (7%), 2. como carbaminohemoglobina (23%) y 3. como bicarbonato (70%).

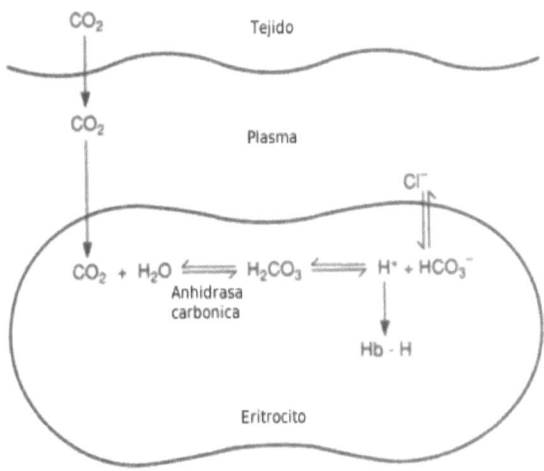

Figura 3: Transporte del CO_2

Transporte de CO_2 como $H2CO_3$ (fig.3): El CO_2 se origina en los tejidos, difunde dentro del plasma venoso y de allí dentro células rojas.

En la célula roja, el CO_2 se combina con H_2O para formar $H2CO_3$, una reacción que es catalizada por las anhidrasa carbónica. El $H2CO_3$ se disocia en H+ y HCO_3.

El HCO_3- deja la célula roja en intercambio con Cloro y es transportado a los pulmones en el plasma. En los pulmones el proceso es a la inversa: HCO_3- entra en la célula roja en intercambio con el Cl-. HCO_3 se recombine con H+ para formar $H2CO_3$, el cual se descompone en CO_2 y H_2O.

El CO_2 originado en los tejidos y llevado a los pulmones como HCO_3 donde el CO_2 es finalmente espirado.

4. Circulación Pulmonar

a. La presión en la circulación pulmonar

Las presiones en la circulación pulmonar son mucho menores que en la circulación sistémica, al igual que la resistencia, que también es menor en la circulación pulmonar. El gasto cardiaco se mantiene constante en la circulación sistémica debido que la presión y resistencia en la circulación pulmonar son bajas. La sangre del ventrículo derecho del corazón perfunde los pulmones, por las arterias pulmonares a un relativo alto nivel (5L/min), pero a presiones bajas. Los plexos capilares del pulmón envuelven los sacos alveolares donde ocurre el mayor intercambio gaseoso. Las venas pulmonares colectan la sangre oxigenada y la retornan a al corazón izquierdo para su distribución en la circulación sistémica.

b. Distribución del flujo pulmonar sanguíneo

La distribución del flujo sanguíneo en los pulmones es desigual y es explicado por los efectos de la gravedad. Si la persona esta de pie, el flujo de sangre es menor en el ápice del pulmón (zona 1) y es mayor en la base del mismo (zona 3). Si la persona esta en posición supina el flujo sanguíneo estaría uniforme en todo el pulmón.

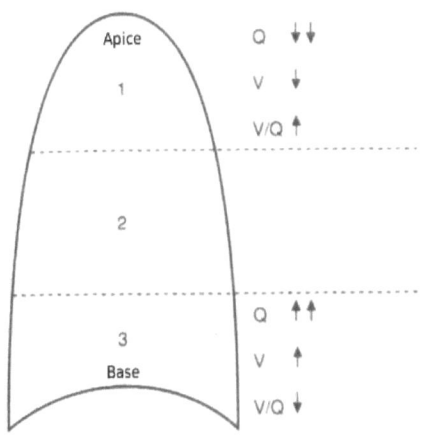

Figura 4: Variación de ventilación y flujo sanguíneo en diferentes regiones del pulmón

En la zona 1, el flujo sanguíneo esta disminuido. La presión alveolar es mayor que la presión arterial y esta a su vez mayor que la presión venosa. Si hay una mayor presión alveolar, esta colapsa los capilares y reduce aun más el flujo sanguíneo. Esto puede ocurrir en caso de ventilación a presión positiva.

Zona 1: Presión alveolar > presión arterial > presión venosa

En la zona 2, (entre el ápice y base pulmonar) el flujo sanguíneo es mediano, yendo del ápice a la base del pulmón, la presión arterial se va incrementando por efecto de la gravedad y el flujo sanguíneo se moviliza en relación a estas presiones.

Zona 2: Presión arterial > presión alveolar > presión venosa

Finalmente, la zona 3, en la base del pulmón, donde la presión arterial y venosa es mayor que la presión alveolar y el flujo sanguíneo se moviliza de acuerdo a las presiones arterial y venosa.

Zona 3: Presión arterial > presión venosa > presión alveolar

c. Regulación del flujo sanguíneo pulmonar - vasoconstricción/hipoxia

La hipoxia causa vasoconstricción pulmonar local, esta respuesta es lo contrario a lo que ocurre a nivel de la circulación sistémica donde la hipoxia causa vasodilatación. Este efecto fisiológico es importante dado que permite de esa manera distribuir la sangre de áreas pobremente ventiladas, hipoxias del pulmón, hacia regiones bien ventiladas. Una condición clara de esta vasoconstricción hipoxica, es la resistencia vascular pulmonar fetal, la cual es muy alta. Por esta razón el flujo sanguíneo en los pulmones es mínimo. Con la primera respiración, el alveolo es oxigenado, la resistencia vascular pulmonar disminuye y el flujo sanguíneo pulmonar se incrementa y llega a equiparar al gasto cardiaco tal como ocurre en el adulto.

d. Shunts

El shunt permite que algún contenido de flujo sanguíneo alcance el sistema arterial sin pasar por las regiones ventiladas del pulmón. Un shunt intrapulmonar puede ser causado por malformaciones arterio- venosas. Muchos shunts son extra pulmonares, incluyendo aquellos que ocurren en las enfermedades cardiacas congénitas, como en defectos septales auriculares o ventriculares o en la persistencia del conducto arterioso.

Shunt de derecha – izquierda: normalmente ocurre en una pequeña extensión, 2%, cuando el gasto cardiaco "evita" los pulmones. Más del 50% se puede presentar en anomalías congénitas. Se observa una disminución arterial del PO_2, porque hay una mezcla de la sangre venosa con la arterial. Shunt de izquierda a derecha: mucho menos común. Usualmente por anormalidades congénitas (ejemplo:

ductos arterioso) o lesión traumática. No se observa una disminución de PO_2 arterial, es mas, puede estar elevada en el lado derecho del corazón, por la mezcla de sangre arterial con la venosa.

5. Control de la Respiración

La respiración espontanea es producida por las descargas rítmicas de las neuronas motoras que inervan los músculos respiratorios. Estas descargas son totalmente dependientes de los impulsos nerviosos del cerebro. La respiración se detiene si hay una lesión que secciona la columna espinal y afecta el origen del nervio frénico.

Las descargas rítmicas del cerebro que producen la respiración espontanea son regulados por las alteraciones en la presión arterial de PO_2, PCO_2 y la concentración del pH y estos controles químicos de la respiración son complementados por otras influencias no químicas. Básicamente el control de la respiración corresponde al control central (tallo cerebral y corteza) y los quimiorreceptores.

a. Control central de la respiración SNC (tallo cerebral y la corteza)

El centro medular respiratorio esta ubicado en la formación reticular y consta principalmente de dos grupos, el dorsal y el ventral.

- **Grupo respiratorio dorsal:**

Responsable primario de la inspiración y genera el ritmo básico de la respiración. Recibe la información proveniente del nervio vago y del nervio glosofaríngeo. El nervio vago transmite la información desde los quimiorreceptores periféricos y receptores mecánicos del pulmón, y el nervio glosofaríngeo transmite la información proveniente de los quimiorreceptores periféricos. La respuesta del grupo dorsal respiratorio es atraves del nervio frénico hacia el diafragma.

- **Grupo respiratorio ventral:**

El grupo ventral es el responsable primario de la espiración. La espiración es un proceso pasivo en la respiración normal y puede ser activo por ejemplo, durante el ejercicio.

Otros centros a considerar:

- **El Centro apneustico:**

Esta localizado en la parte baja de la protuberancia. Estimula la inspiración, esta es lenta y el volumen tidal aumentado semeja una respiración prolongada (apneustica).

- **Centro pneumotaxico:**

Este ubicado en la parte superior de la protuberancia y su función normal es desconocido, juega un papel en el cambio entre inspiración y espiración. Inhibe la inspiración, por tanto, regula el volumen inspiratorio y frecuencia respiratoria

- **Corteza Cerebral:**

La respiración puede estar bajo control voluntario y una persona puede hiperventilar o hipoventilar voluntariamente. La hipoventilación esta limitada por el incremento en PCO_2 y disminución en PO_2.

b. **Control de Quimiorreceptores para CO_2, $H+$, y O_2**

- **Los quimiorreceptores centrales en la medula.**

Los quimiorreceptores centrales de la medula son sensitivos a cambios en el PCO_2 arterial, no así con el PO_2 arterial o pH. El CO_2 difunde de la sangre arterial dentro del fluido cerebro espinal (CSF) debido a que el CO_2 es lípido soluble y rápidamente cruza la barrera sanguínea cerebral. En el CSF, CO_2 combina con el H_2O y produce HCO_3^-. Un incremento de PCO_2 resulta en una disminución del pH y esto a su vez estimula la frecuencia y amplitud respiratoria y viceversa, una disminución de PCO_2 y aumento de pH inhibe la respiración.

- **Quimiorreceptores periféricos: en la carótida y cuerpos aórticos**

Los quimiorreceptores periféricos son sensibles a los cambios en la sangre arterial del PO_2, PCO_2 y del pH, enviando la información a los centros respiratorios cerebrales por medio de los nervios vagal y glosofaríngeos. Los cuerpos carotideos están localizados en la bifurcación de la arteria carótida común y los cuerpos aórticos a su vez se ubican por encima y debajo del arco aórtico.

Una disminución del PO_2 arterial estimula a los quimiorreceptores periféricos e incrementa frecuencia respiratoria. La PO_2 debe caer niveles menores de PO_2 de 60mm Hg para que la respiración sea estimulada. Un aumento del PCO_2 arterial estimulara los quimiorreceptores periféricos e incrementara la frecuencia respiratoria, potenciando la estimulación respiratoria causada por la hipoxemia. Un aumento del H+ arterial estimulara directamente los quimiorreceptores periféricos del cuerpo carotideo, independiente de los cambios en PCO_2. Por ejemplo, en la acidosis metabólica, H+ esta incrementado (pH disminuido) y la frecuencia respiratoria elevada.

En conclusión en lo relacionado al control de la respiración, los quimiorreceptores centrales responden a los cambios en PCO_2 arterial. Un aumento de PCO_2 resulta en una disminución del pH, esto a su vez aumenta la frecuencia y amplitud de la respiración.

Los quimiorreceptores periféricos (cuerpos aórticos y carotideos) son sensibles a cambios de la sangre arterial del PCO_2, PO_2, y pH. Se envía información por los nervios glosofaríngeo y vago al centro respiratorio del cerebro. Un aumento en la frecuencia respiratoria y amplitud es observado con una disminución en PO_2 arterial (hipoxia) o a una disminución del pH arterial todo ello mediado por los quimiorreceptores periféricos.

Resumen del SNC y Proceso Respiratorio:

1. Inadecuada ventilación por necesidades del organismo puede deprimir PO_2 y/o elevar PCO_2 de la sangre.
2. Disminución PO_2 sanguíneo afecta quimiorreceptores de la carótida y cuerpos aórticos.
3. Elevado PCO_2 de la sangre y del líquido cefalorraquídeo afecta los quimiorreceptores centrales.
4. Los impulsos de la carótida y cuerpos aórticos alcanzan los centros respiratorios vías nervios glosofaríngeos y vagal.
5. Los impulsos quimiorreceptores centrales alcanzan el centro respiratorio.
6. Impulsos del centro respiratorio descienden por la columna espinal para inervar el diafragma via nervio frénico y los músculos intercostales por los nervios intercostales, incrementando la frecuencia y amplitud respiratoria.
7. Incrementando respiración, mejora la ventilación y tiende a normalizar PO_2, PCO_2, y pH sanguíneos.

Preguntas de revisión:

1. En cual lecho vascular la hipoxia causa vasoconstricción?

    a. coronario
    b. pulmonar
    c. cerebral
    d. muscular
    e. piel

2. Cual de lo siguiente es verdad durante la inspiración?

    a. La presión intrapleural es positive
    b. Los volúmenes en los pulmones es menor que FRC
    c. La presión alveolar es mayor que la presión atmosférica
    d. La presión alveolar es igual a la presión atmosférica
    e. La presión intrapleural es más negativa durante la inspiración

3. Todos los siguientes causan hipoxemia, excepto:

    a. anemia
    b. fibrosis pulmonar
    c. shunt cardiaco de izquierda a derecha
    d. shunt cardiaco de derecha a izquierda
    e. residir en grandes alturas

4. Cual de los siguientes es el lugar de mayor resistencia de las vías aéreas?

    a. boca
    b. bronquios grandes
    c. bronquios medianos
    d. bronquios pequeños
    e. alveolo

5. Si un área del pulmón no es ventilada por una obstrucción bronquial, el capilar sanguíneo pulmonar que sirve en tal área tendría un nivel de PO_2 que seria:

   a. igual al PO_2 atmosférico
   b. igual a PO_2 de sangre venosa mezclada
   c. igual a PO_2 de sangre sistémica normal
   d. mayor que PO_2 inspirado
   e. menor que sangre venosa mezclada

Respuestas: 1 b, 2 e, 3 c, 4 c, 5 b

B. Fisiología Cardiaca

1. Hemodinámica Cardiovascular

a. Componente vascular

Los vasos sanguíneos son un sistema cerrado de conductos que llevan la sangre del corazón a los tejidos y de estos al corazón. El flujo sanguíneo es regulado en los tejidos por químicos locales y mecanismos neurales y humorales que dilatan o contraen los vasos del tejido.

Algunas consideraciones anatómicas:

Sistema arterial: lleva la sangre oxigenada a los tejidos y es un sistema que soporta grandes presiones.

Arteriolas: son el lugar de mayor resistencia del sistema cardiovascular y esta regulado por el sistema nervioso autonómico.

Capilares: es el lugar de recambio de nutrientes, agua y gases.

Vénulas: están inervadas por las fibras autonómicas.

Venas: es lugar de contención de mayor volumen sanguíneo del sistema.

b. Velocidad del flujo sanguíneo

Cuando consideramos flujo en un sistema tubular es importante distinguir entre la velocidad, que es el desplazamiento por unidad de tiempo (ej. cm/seg) y flujo que es el volumen por unidad de tiempo (ej. cm3/seg).

Velocidad (V) es proporcional al flujo (Q) dividido por el área del conducto (A).

$$V = Q / A$$

V velocidad
Q flujo sanguíneo ml/ min
A área seccional transversal cm2

Por tanto, Q=AV, y si el flujo permanece constante, velocidad se incrementara en proporción directa a cualquier disminución del área del conducto. Por esta razón, la velocidad de la sangre en la aorta es mayor (menor área seccional transversal) que en la suma de todos los capilares (área seccional más grande) donde la velocidad es menor, sin embargo ello optimiza el intercambio nutritivo respectivo.

c. Flujo Sanguíneo

El flujo sanguíneo o gasto cardiaco puede expresarse por la siguiente ecuación:

$$Q = P / R$$

Q flujo	gasto cardiaco	ml/min
P gradiente de presión	gradiente de presión	mmHg
R resistencia	resistencia periférica total	mmHg/ml/min

La gradiente de presiones es la que dirige al flujo sanguíneo. La sangre fluye de áreas de gran presión a áreas de menor presión y el flujo es inversamente proporcional a la resistencia de los vasos sanguíneos.

En la circulación sistémica, la gradiente de presiones (P) es la presión de la aorta menos la presión de la aurícula derecha, y la resistencia (R) corresponde a la resistencia periférica total (RPT).

d. Resistencia

Ecuación de Poiseuille: expresa la relación entre el flujo, la extensión y diámetro del conducto y la viscosidad del fluido.

$$R = 8\,nl\,/\,\pi\,r4$$

n: viscosidad de la sangre
l: extensión del vaso sanguíneo
r4: radio del vaso sanguíneo elevada a la cuarta potencia.
π: es una constante

La resistencia es directamente proporcional a la viscosidad de la sangre. Por ejemplo, con un hematocrito elevado va a aumentar la resistencia y disminuir el flujo. La resistencia es directamente proporcional a la longitud del vaso. La resistencia es inversamente proporcional con el radio del vaso elevado a la cuarta potencia, el flujo sanguíneo y la resistencia son marcadamente afectados por pequeños cambios en el calibre de los vasos.

Importante factor que determina la resistencia al flujo sanguíneo es el radio de los vasos. Las pequeñas arteriolas y capilares tienen la más alta resistencia. Debido a la habilidad de regular su tono, estas pequeñas arteriolas son los más importantes vasos en la regulación de la resistencia total periférica.

e. Distensibilidad o compliance del vaso sanguíneo

La siguiente formula describe la distensibilidad de los vasos sanguíneos.

$$C = V / P$$

C compliance   ml/ mmHg
V volumen   ml
P presión   mmHg

Distensibilidad es directamente proporcional al volumen e inversamente proporcional a la presión. La distensibilidad es mayor en las venas que en las arterias. Por tal motivo las venas contienen un mayor volumen sanguíneo en comparación a las arterias.

f. Presión arterial

La presión arterial en un adulto joven va de una presión mayor (presión sistólica) aproximada de 120 mmHg durante el ciclo cardiaco y cae a un valor mínimo de 70mmHg (presión diastólica).

La presión del pulso es la diferencia entre la presión sistólica y diastólica y es aproximadamente de 50 mmHg.

La presión media es la presión promedio durante todo el ciclo cardiaco. Debido a que la sístole es mas corta que la diástole, la presión media es algo menor que la mitad entre las presiones sistólica y diastólica.

Presión sistólica: contracción cardiaca, eyección del flujo sanguíneo dentro del sistema arterial.

Presión diastólica: cuando se presenta la relajación del corazón.

Presión pulsátil: es la diferencial entre las presiones sistólica y diastólica.

Presión arterial media: es el promedio de la presión en las arterias

$$\text{Presión arterial media} = P_{diast} + (P_{sist} - P_{diast}) / 3$$

2. Electrofisiología Cardiaca

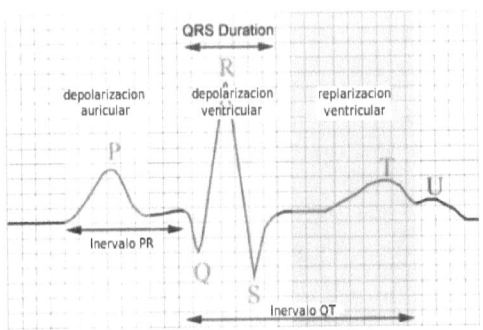

Figura 5: ECG

ELECTROCARDIOGRAMA (ECG):

Onda P: Despolarización (contracción) del musculo auricular.

Intervalo "PR": Desde la despolarización auricular hasta el inicio onda "Q" (que es el inicio de despolarización del ventrículo). El intervalo PR aumenta si la velocidad de conducción del nodo AV es lenta, como en el caso del bloqueo cardiaco. Varía con la frecuencia cardiaca, si esta aumenta el intervalo PR disminuye.

Onda "QRS": Representa la despolarización ventricular

Intervalo "QT": Es el intervalo desde el inicio de la onda Q hasta final onda T. Es el periodo que incluye la despolarización y la re polarización ventricular.

Segmento "ST": Va del final onda S al inicio de onda T. Es la fase inicial de la repolarización ventricular.

Onda "T": Es la fase rápida de la re polarización ventricular.

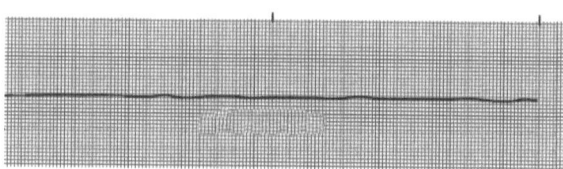

Figura 6: ASISTOLE

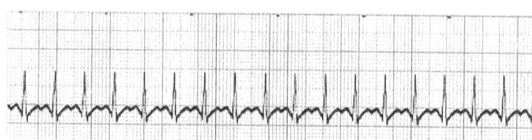

Figura 7: TAQUICARDIA SINUSAL

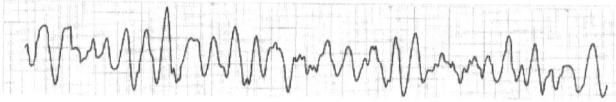

Figura 8: FIBRILACION VENTRICULAR

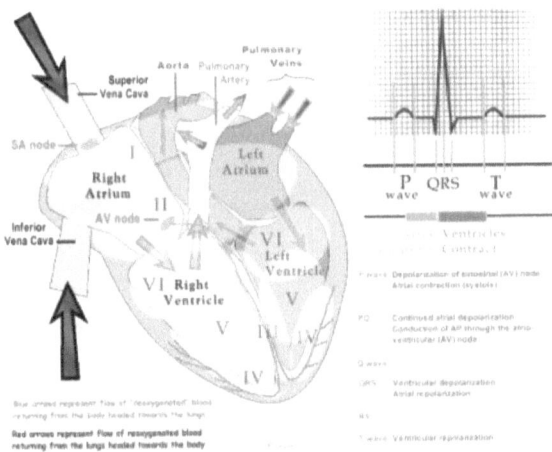

Figura 9: Fisiologia Cardiaca

3. Ciclo Cardiaco

a. Sístole auricular:

La sístole auricular es precedida por la onda P. Contribuye en el llenado ventricular. Este llenado ventricular por la sístole auricular es causante del 4to. Ruido cardiaco.

b. Contracción Ventricular ISO volumétrica

Se inicia con la aparición de la onda QRS. Cuando la presión ventricular es mayor que la presión auricular, las válvulas auriculo ventriculares se cierran. Este cierre corresponde al 1er ruido cardiaco.

La presión ventricular aumenta isovolumetricamente como resultado de la contracción, pero la sangre no sale aun del ventrículo porque la válvula aortica esta cerrada.

c. **Eyección ventricular rápida**

La presión ventricular al alcanzar su máximo valor superara la presión aortica, la válvula aortica se abre. Hay una rápida salida de flujo sanguíneo hacia la aorta debido a este gradiente de presión y el volumen ventricular disminuye dramáticamente.

El llenado auricular se inicia. La onda "T" marca el final de la contracción y el final de la eyección ventricular rápida.

d. **Eyección ventricular lenta**

La eyección de sangre del ventrículo continúa pero es lenta. La presión ventricular empieza a disminuir. El llenado auricular continúa.

e. **Relajación ventricular isovolumetrica**

La re polarización ventricular esta completa (onda T). La válvula aortica cierra, seguida de la válvula pulmonar, correspondiendo al segundo ruido cardiaco. Las válvulas auriculo ventriculares permanecen cerradas. La presión ventricular cae rápidamente desde que el ventrículo esta relajado y el volumen ventricular es constante, porque todas las válvulas están cerradas.

f. **Llenado ventricular rápido**

Cuando la presión ventricular es menor que la presión auricular, la válvula mitral se abre y el ventrículo empieza a llenarse. La presión de la aorta continúa cayendo porque el flujo sanguíneo se sigue distribuyendo por las arterias menores. El rápido llenado ventricular por el flujo auricular causa el 3er ruido cardiaco, el cual es normal en niños pero en adultos es asociado a enfermedad.

g. El llenado ventricular lento

El llenado ventricular continua pero a un ritmo lento. Relacionado a la frecuencia cardiaca, a mayor frecuencia el tiempo de llenado es menor.

4. Control del Sistema Cardiovascular

El sistema cardiovascular es responsable del transporte de los productos metabólicos de y hacia los tejidos y lo realiza ante una serie de demandas y condiciones. Para ello se requiere de una coordinación integral del corazón y del sistema vascular para regular el flujo sanguíneo. En esta relación, es el sistema vascular quien determina cuanto más de volumen sanguíneo se necesita y no el corazón.

a. Regulación de la vasculatura periférica

Para cumplir con estas funciones de regulación de la vasculatura periférica hay mecanismos locales y centrales de control. Control local: Dos mecanismos, el miogenico y el metabólico.

El control miogenico comprende la relación entre el musculo liso vascular y la presión de perfusión. A mayor incremento de la presión de perfusión aumenta el tono vascular muscular.

El control metabólico incluye a la relación del tono muscular liso vascular con el nivel metabólico celular local. El dióxido de carbón o acido láctico elevado, los niveles bajos de pH y presiones de O_2 bajas, provocaran relajación del musculo liso, incrementando el flujo a las áreas afectadas. El control metabólico proveerá al tejido el flujo sanguíneo de acuerdo a su necesidad.

Control Central: El control central es responsabilidad del sistema nervioso, en especial el autonómico. La contracción del musculo liso y el incremento de la resistencia al flujo son debidos principalmente al estimulo adrenérgico.

b. Regulación del gasto cardiaco

Al igual que el sistema vascular, el corazón es regulado por factores intrínsecos y extrínsecos. El volumen total de sangre expulsado por el corazón por minute es el gasto cardiaco. El gasto cardiaco es el producto de la frecuencia cardiaca y el volumen eyectado por el ventrículo izquierdo en cada contracción.

$$GC = \text{frecuencia cardiaca} \times \text{volumen sistólico de eyección ventricular (VS)}$$

Si tenemos una frecuencia de 70 latidos/m y un volumen de 75 ml/latido, el gasto cardiaco seria:

$$GC = 70 \text{ latidos/ m} \times 75 \text{ ml/ latido}$$
$$= 5.25 \text{ L/min}$$

El volumen sistólico esta influenciado principalmente por los siguientes controles intrínsecos: la precarga, postcarga y contractilidad. Volumen sistólico (VS) es el volumen de sangre eyectado en cada contracción ventricular. El volumen remanente en ventrículo es el volumen sistólico final. Durante la dilatación ventricular el volumen máximo que se alcanza es el volumen diastólico final. En un individuo normal, en reposo, valor es 110-130 ml/contracción.

El volumen sistólico es el resultado de la diferencia del volumen diastólico final y el volumen sistólico final. El valor normal del volumen sistólico seria aproximadamente 75 ml.

La fracción de eyección (FE) es la proporción del volumen diastólico final eyectado en cada contracción.

$$FE = \text{volumen sistólico / volumen diastólico final}$$
$$= 75 / 110$$
$$FE = .68 \text{ o } 68\%$$

En la práctica clínica, el control inicial es la precarga, que es medida como el volumen diastólico final. El segundo factor es la postcarga, cuya medida corresponde a la presión aortica o llamada resistencia vascular sistémica. Si la resistencia vascular sistémica esta incrementada, mayor es la postcarga y mas trabajo para el ventrículo eyectar su volumen. Sin embargo, el musculo cardiaco responde a este incremento de la postcarga aumentando su contractilidad.

Con estas condiciones, a mayor postcarga, es mayor la fuerza necesaria de los ventrículos para eyectar su volumen sanguíneo. El musculo cardiaco responde a un incremento de la postcarga alterando su grado de contractilidad. Contractilidad representa la fuerza sistólica ejercida por el musculo cardiaco a una precarga. Un aumento de la contractilidad resulta en una mayor fracción de eyección, un menor volumen sistólico final (VSF) y además un alto volumen sistólico. En caso inverso, una disminución de la contractilidad resulta en una fracción de eyección menor, un mayor volumen sistólico final y una disminución del volumen sistólico.

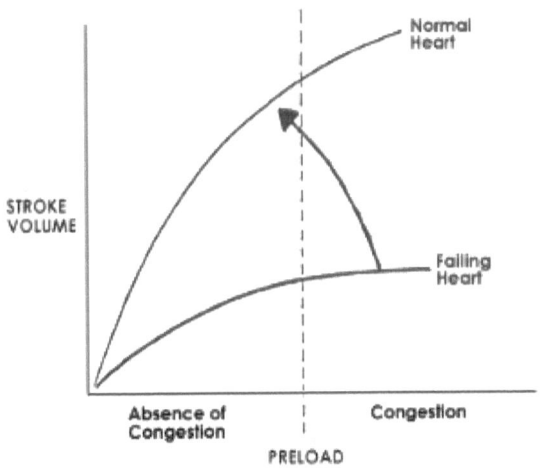

Figura 10: La ley de Frank-Starling del corazón demuestra la relación entre la precarga y el volumen sistólico.

Inotropismo se refiere al estado de contractibilidad del corazón. Un mayor volumen sistólico ante una determinada precarga indica un estado de mayor contractilidad y se refiere a un estado de inotropismo positivo (por ejemplo, en estimulación simpatética). En caso contrario, cuando la contractilidad esta disminuida es un inotropismo negativo (por ejemplo, en estimulación parasimpática).

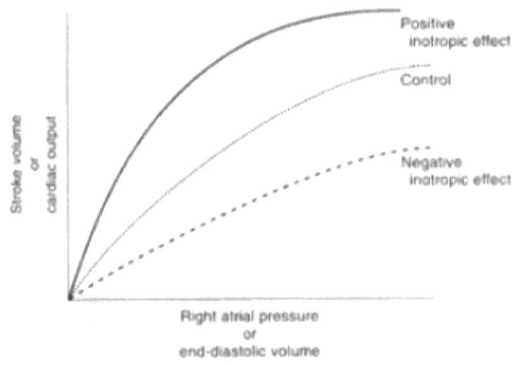

Figura 11: Frank- Starling Curves: Relación y efectos positivos o negativos de los agentes inotrópicos

Cronotropismo es el efecto que provocan los factores neurológicos o humorales en la frecuencia de las contracciones cardiacas. Cronotropismo positivo es cuando la frecuencia cardiaca se eleva y cronotropismo negativo cuando la frecuencia cardiaca disminuye.

Cómo los cambios en la precarga pueden observarse en el examen físico? Ante un aumento de la precarga del ventrículo izquierdo, la distensión venosa ocurre y se desarrolla edema pulmonar. Ello puede inducir aumento de la precarga del ventrículo derecho, elevando la presión venosa central y distensión de la vena yugular, hepatomegalia y ascitis. Se presentaría también derrame o efusión pleural. Una excesiva precarga del ventrículo izquierdo mostraría: edema pulmonar, detectado por estertores o aumento de los ruidos bronco vesiculares a la auscultación pulmonar. Se observaría hipoxemia, cianosis y una excesiva precarga ventricular derecha.

Una excesiva precarga ventricular derecha, podría mostrar:

- Distensión de la vena yugular
- Efusión pleural
- Hepatomegalia y/ o esplenomegalia
- Ascitis
- Edema subcutáneo.

¿Qué factores afectarían la postcarga?

- El volumen ventricular
- La resistencia arterial
- El grosor de las paredes ventriculares.

Un aumento de la postcarga daría un incremento del volumen ventricular y del tono o resistencia arterial y una disminución del grosor de las paredes ventriculares. Obviamente si la postcarga se incrementa, el volumen sistólico disminuye y viceversa. El aumento de la postcarga también incrementa el consumo de oxigeno del miocardio. La habilidad de mejorar el gasto cardiaco, reduciendo la postcarga, representa uno de los mayores avances en la terapia cardiovascular en los últimos tiempos.

Clínicamente, como evaluaríamos la post- carga?

No directamente, la post- carga la estaríamos evaluando considerando la resistencia vascular periférica, que estaría elevada en la mayoría de los casos de falla cardiaca (con reducción del gasto cardiaco). El organismo tratara de mantener la presión arterial y haría cambios en la resistencia arterial, aumentándola como es el caso de falla cardiaca.

La presión arterial = gasto cardiaco x resistencia arterial

Si existiera una caída del gasto cardiaco, por un aumento de la post- carga, en el examen clínico se presentaría:

- Extremidades frías
- Debilidad
- Sincope
- Shock
- Prolongado tiempo de llenado capilar
- Arritmias.

Conclusión:

El sistema cardiovascular consiste en una alta eficiencia funcional del corazón y un complejo trabajo vascular. Las propiedades mecánicas y eléctricas del tejido cardiaco, combinado con los mecanismos de control internos o externos, proveen una función cardiaca muy coordinada. Tenemos que resaltar el trabajo que realiza el sistema vascular, que es el papel activo en control y distribución del flujo sanguíneo. El mantener estas condiciones hemodinámicas estables y ante la eventualidad de falla de uno de sus componentes, requiere la participación del terapeuta respiratorio para restaurar y normalizar esta función.

Preguntas de revisión:

6. Cuando una persona cambia de posición supina a estar de pie, cual de los siguientes cambios compensatorios ocurre?

    a. Disminuye frecuencia cardiaca
    b. Incrementa contractilidad
    c. Disminuye resistencia periférica total
    d. Disminuye gasto cardiaco
    e. Aumenta el intervalo PR

7. La tendencia de formar edema podría ser incrementada por:

    a. Constricción arteriolar
    b. Incremento de la presión venosa
    c. Incremento de concentración de proteína plasmática
    d. Deshidratación

8. La contractilidad miocárdica esta mejor correlacionada con la concentración intracelular de:

    a. Na+
    b. K+
    c. Ca+
    d. Cl-
    e. Mg2+

9. CO_2 regula el flujo sanguíneo de cual de los siguientes órganos?

    a. Corazón
    b. Piel
    c. Cerebro
    d. Musculo esquelético en reposo
    e. Musculo esquelético en ejercicio

10. Que porcentaje es el gasto cardiaco del corazón derecho en relación al corazón izquierdo?

    a. 25%
    b. 50%
    c. 75%
    d. 100%
    e. 125%

Respuestas: 1b, 2e, 3c, 4c, 5b, 6b, 7b, 8c, 9c, 10d.

SECCION II

EVALUACION DEL PACIENTE

A. Revision de la Historia Medica

La historia médica es la herramienta esencial en nuestro trabajo al obtener la información del paciente. Esta información debe ser lo mas detallada, porque va ser útil para la evaluación del paciente. Un organizado estudio del paciente empieza con una cuidadosa historia médica, que con un detallado examen físico clínico nos ayudara a determinar la causa probable de su enfermedad.

La historia médica involucra los siguientes datos:

- Fecha y fuente de obtención de la historia clínica (en emergencia, en UCI).
- Datos demográficos: nombre, edad, lugar de nacimiento, raza, género.
- Breve descripción de la condición del paciente y la razón principal de la admisión.
- Historia de la enfermedad actual: inicio, signos y síntomas, severidad.
- Antecedentes: médicos, quirúrgicos, alergias, medicaciones, accidentes.
- Historia familiar, social y afines.
- Revisión de sistemas: respiratorio, cardiovascular, nervioso, demás.

B. Evaluación Clínica

1. Aspecto General

Condición del paciente, posición, intubado o no, calmo o agitado, monitorizado, tipo de medicación (vasopresores, por ejemplo), alerta, sedado, aislado, etc.

Nivel de conciencia:

> Alerta: coherente, si responde adecuadamente.
> Confuso: respuestas incoherentes, lentas.
> Delirante: irritable, agitado, con alucinaciones.
> Letárgico: somnoliento, mareado.
> Comatoso: no responde a estímulos, no movimientos voluntarios.
>
> Orientación del paciente en espacio, tiempo y persona.
>
> Evaluación del estado emocional: ansiedad, depresión, irritable, pánico, colérico.
>
> Falla neurológica se puede definir con un resultado de "Evaluación de Glasgow" de 8 o menos. Este resultado de Glasgow es una evaluación neurológica estándar y de mucha utilidad de la información obtenida del paciente.

Un paciente saludable tendría un resultado de 15. Resultado de 13-14 habría una lesión leve del cerebro, de 9 a 12 una lesión moderada y menos de 8 paciente en severas condiciones.

Sistema de "Evaluación Glasgow"

Respuesta Ocular (1 a 4)	
No abre los ojos	1
Abre los ojos ante el dolor	2
Abre los ojos ante estimulo verbal	3
Abre los ojos espontáneamente.	4
Respuesta verbal (1 a 5)	
No respuesta	1
Sonidos no entendibles	2
Pronuncia palabras inapropiadas	3
Confuso	4
Orientado	5
Respuesta motora (1 a 6)	
No respuesta	1
Extensión al dolor	2
Flexión al dolor	3
Retrae al dolor	4
Localizando el dolor	5
Obedece indicaciones u ordenes	6

2. Signos Vitales y Funciones Vitales

Signos Vitales a evaluar: pulso, frecuencia respiratoria, presión arterial, temperatura.

Funciones Vitales: consideramos las siguientes:

- Ventilación: aire que entra y sale de los pulmones durante la respiración
- Oxigenación: el O_2 que ingresa al flujo sanguíneo
- Circulación: transporte del flujo sanguíneo en el organismo
- Perfusión: transferencia de sangre y O_2 hacia los tejidos.

Como medir las funciones vitales?

- Ventilación: frecuencia respiratoria, ruidos pulmonares, volumen tidal, $PaCO_2$.
- Oxigenación: pulso, color, sensorio, PaO_2, saturación de O_2.
- Circulación: pulso, presión arterial, volumen cardiaco.
- Perfusión: presión arterial, sensorio, condición hemodinámica.

Cuando existe una condición de emergencia la prioridad es: VENTILACION.

Mantener las vías aéreas permeables primero, a continuación oxigenación y circulación. Por circulación, compresión torácica, desfibrilación, drogas, etc. Por perfusión tratar de mantener la presión arterial adecuada.

Estas son las medidas a tomar en la resucitación cardiorespiratoria (CPR).

3. Evaluación del Sistema Hemodinámico.

La evaluación hemodinámica implica un conocimiento de la fisiología cardiovascular y sus aspectos técnicos que envuelve este monitoreo, cuya indicación principal será en pacientes críticamente enfermos y que afecta mas aun su función cardiovascular. Ejemplos de estas condiciones tenemos la falla cardiaca, infarto de miocardio, falla respiratoria, shock, síndrome de dificultad respiratoria, trauma torácico.

El catetererismo de la arteria pulmonar nos permite obtener datos precisos en el manejo del paciente con enfermedad cardiopulmonar y la información obtenida es sumamente importante. Para la terapia respiratoria, por ejemplo, permite evaluar diversas terapias desde el uso de expansores de volumen, de agentes inotrópicos, PEEP, necesidad de oxigeno, etc.

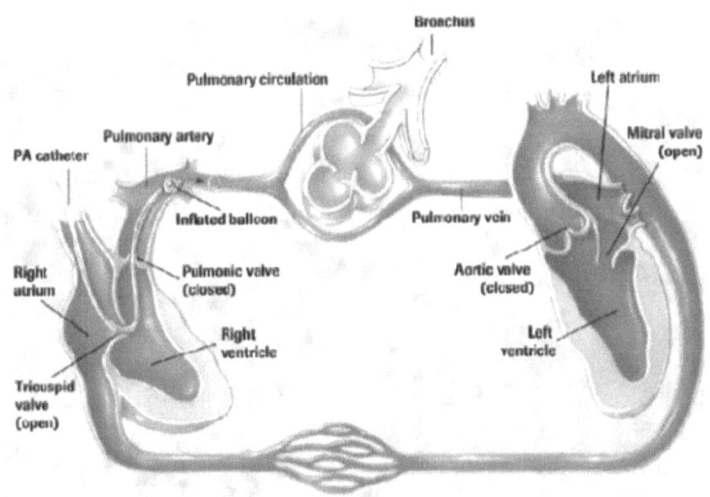

Figura 12: Sistema hemodinámico

Cuadro 1: Valores hemodinámicas obtenidos cateterismo de la arteria pulmonar

Presión venosa central (PVC)	1-7 mmHg
Presión auricular derecha	1-7 mmHg
Presión arteria pulmonar (PAP)	25/8 mmHg
Presión del capilar pulmonar (PAW)	8-12 mmHg
Volumen cardiaco (CO)	4-8 L/min
Índice cardiaco	2.5- 4.0 L/min/m2
Resistencia vascular pulmonar	132 dinas /seg/cm-5
Resistencia vascular sistémica	1,200 dinas /seg/cm-5

El monitoreo hemodinamico es la medición de las presiones ejercidas por la sangre en los vasos sanguíneos o en las cámaras cardiacas durante la sístole (contracción y bombeo) y diástole (relajación y llenado). Además de las presiones sistólicas y diastólicas de ambos sistemas, el sistémico y el pulmonar, también mide el volumen cardiaco y la saturación del oxigeno venoso mixto. Se agrega a ello, otros datos obtenidos por calculaciones respectivas, como:

Índice cardiaco = 2.5- 4.0 L/min/m2;
Resistencia vascular pulmonar = 132 dinas / Seg /cm5
Resistencia vascular sistémica = 1,200 dinas / Seg /cm5

La evaluación hemodinámica es muy importante y su complejidad de información representa una ayuda considerable para el monitoreo clínico del paciente.

4. Evaluación de cabeza y cuello

Cara: signos faciales; aleteo nasal, cianosis, respiración con "pursed lip".

Cuello: La inspección y palpación del cuello, nos permite determinar por ejemplo, la posición de la tráquea y de la presión de la vena yugular. La tráquea se desvía hacia el lado donde el pulmón colapsa y al lado opuesto del pulmón con incremento de aire, fluido, o tejido (ejemplo: neumotórax, efusión pleural, o tumor pulmonar). La presión yugular venosa refleja el volumen y presión del fluido venoso en el lado derecho del corazón. La causa mas frecuente de la distensión de esta presión venosa yugular es la falla del corazón derecho. Este a su vez ocurre con más alta incidencia por falla del corazón izquierdo. Ante un cuadro de hipoxemia, va a ocurrir una vasoconstricción pulmonar, lo que va a incrementar la resistencia vascular pulmonar, con un aumento del trabajo del ventrículo derecho, lo que conduciría a una falla del corazón derecho y a un aumento de la presión venosa yugular.

5. Evaluación de tórax y pulmones

En un paciente con sospecha de enfermedad pulmonar la observación e inspección del tórax es primordial. Esta evaluación nos permite una observación de las condiciones del paciente, su apariencia general, a la presencia o no de dificultad respiratoria, lo que no solo nos ayudara a tener no solo un diagnostico sino también ver el grado de compromiso y si es urgente o no su tratamiento.

Observar la respiración y tipo de respiración, si hay esfuerzo muscular, como es el trabajo respiratorio, si hay simetría en los movimientos respiratorios, la forma y tamaño del tórax y mas características que estamos señalando a continuación.

a. Topografía torácica

- Inspeccion-configuracion:
- Pectum excavatum: depresión parcial o total del esternón
- Pectum cavinatum: protrusión anterior del esternón
- Xiphosis: anormal curvatura antero-posterior
- Escoliosis: lateral desviación de la espina dorsal
- Cifoescoliosis: combinación de anteriores, condición restrictiva
- Configuración de barril: aumento diámetro antero posterior del tórax.

b. Patrón respiratorio

- Eupnea: respiración normal, en adultos de 12-20 rpm.
- Taquipnea: > normal, hipotensión, fiebre, hipoxemia, ansiedad.
- Bradipnea: < normal, sobredosis droga, sueno, aumento presión Intracraneana.
- Apnea: no respira, enfermedad del sueño, lesión craneana.
- Biot's: respiración irregular con periodos de apnea, Ej. Meningitis.
- Cheyne-Stokes: gradual aumento de respiración con disminución en la profundidad y frecuencia y con periodos de apnea prolongados, Ej. Falla cardiaca congestiva o enfermedad del sistema nervioso central.

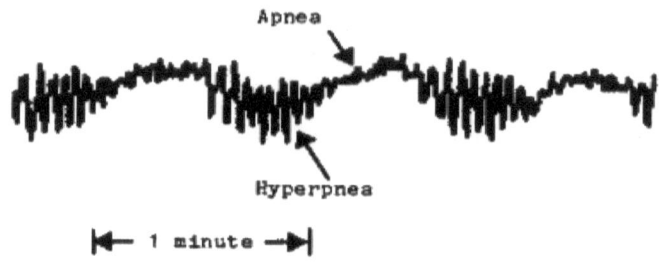

Figura 13: Respiración Cheyne-Strokes

Kussmaul's: hiperventilación más profunda y de irregular ritmo, ej. Acidosis metabólica, falla renal. Apneustico: inspiración jadeante con muy corta e insuficiente espiración. Ej. anormalidad en el centro respiratorio por trauma o tumor.

"Las enfermedades pulmonares que causan perdida del volumen pulmonar (ej. fibrosis pulmonar, atelectasia) podrían causar que el paciente respire en forma rápida y superficial. El grado de aumento de la frecuencia respiratoria esta en proporción al nivel de reducción del volumen pulmonar".

c. **Actividad de músculos accesorios:**

Durante estados avanzados de enfermedades obstructivas crónicas, los músculos accesorios de inspiración son a menudo usados para asistir al diafragma; se incluye los músculos escalenos, esternocleidomastoideo, pectoral mayor y trapecios; los músculos accesorios de espiración son usados en casos severos de enfermos pulmonares crónicospara ayudar a los pulmones colapsados; incluye músculos abdominales e intercostales.

d. **Examen Clínico**

Palpación:
    Palpación se realice para evaluar frémito a nivel vocal, pleural; estimar la expansión torácica; evaluar la piel y el celular

subcutáneo, como enfisema subcutáneo, de fracturas costales, quemaduras, etc.

Percusión:
   Resonancia: vacio, tono bajo producido por los pulmones normales.
   Hiperresonancia: sonido estruendoso al aumentar el aire en el tórax: hiperinflación (asma, enfermedades crónicas pulmonares, neumotórax).
   Timpánico: sobre órganos con contenido gaseoso, por ejemplo el estomago.
   Sordo, apagado: en órganos con contenido líquido como el corazón.

Auscultación:
   Ruidos respiratorios normales:
      Traqueal: sobre la tráquea.
      Bronquio vesicular: escuchado sobre vías aéreas grandes, entre escapulas.
      Vesicular: ruido aéreo escuchado sobre la periferia del área pulmonar.

   Ruidos respiratorios anormales:
      Estertores: secreciones con flujo de aire, en infecciones respiratorias, bronquitis.
      En Inspiración temprana: apertura brusca del bronquio proximal, asma, bronquitis
      En inspiración tardía: apertura brusca de vías aéreas periféricas, atelectasia, neumonía, edema pulmonar, fibrosis.
      Sibilantes: cuando el flujo de aire se desplaza por vías aéreas obstruidas, bronco espasmo, edema de las mucosas, (asma, bronquitis).
      Estridor: sonido agudo escuchado en inspiración, indica obstrucción parcial de vía aérea superior, ej. Croup, epiglotitis, post extubacion, parálisis cuerdas vocales.

Egofonía: al paciente se le indica diga "E" y suena como "A", es consolidación de tejido pulmonar, neumonía
Broncofonía-pectoriloquia: indicando aumento de intensidad de transmisión al hablar, probable consolidación, neumonía.
En general los sibilantes y roncantes indican obstrucción de las vías aéreas intratoracicas, como ocurre en bronquitis y asma. Estertores finos en la inspiración tardía, sugiere enfermedad pulmonar restrictiva, ej. fibrosis pulmonar.

6. Evaluación de las Extremidades

Clubbing de los dedos: asintomático grosor de los dedos, el ángulo entre piel y la uña es < 160 grados, en clubbing es >180. Etiología es desconocida, puede ser en hipoxemia crónica, cáncer pulmonar, enfermedad pulmonar crónica.
Edema periférico: comúnmente observado en los tobillos y pies, se nota en pacientes con falla cardiaca congestiva.
Llenado capilar: el color rosado del lecho de la una debe retornar en < 3" después que se le ha presionado por 5" segundos. Si es mayor de 3 segundos indicaría un volumen cardiaco disminuido.
Cianosis: es la decoloración azul oscura que se observa en piel y mucosas. Por la transparencia de los dedos de la mano y de su piel, la cianosis puede ser detectada fácilmente. Esta cianosis periférica es resultado de pobre flujo sanguíneo, si se agrega frialdad de las extremidades es un signo de pobre perfusión.

C. Evaluacion de Pruebas de Laboratorio

Laboratorio Hematológico

Hematopoyesis es un proceso que determina la formación y desarrollo de una gran variedad de elementos celulares de la sangre. Este sistema hematopoyético es único y constante que incluye un completo ciclo de maduración de las células sanguíneas primitivas hasta ser altamente especializadas.

La medula ósea debe tener la capacidad de producir estas células para compensar rápidamente a las células que ya cumplieron su ciclo, por utilización o migración a los espacios tisulares. Además, debe tener la capacidad de producir células adicionales en respuesta a demandas inusuales como son la presencia de hemorragia, infección u otras condiciones de enfermedad.

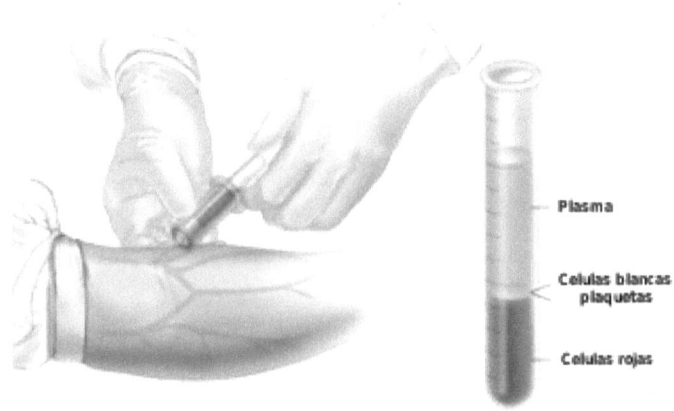

Figura 14: Examen hematológico

Cuadro 2: Cuenta Completa de Sangre (CBC)

	Hombres	Mujeres
Glóbulos rojos (RBC)	4-6 mill/cu mm	4.2-5.2 mill/cu mm
Hemoglobina (Hb)	13-16 g/dL	12-15 g/dL
Hematocrito (hT)	40%-50%	38%-47%

Cuenta de glóbulos blancos	5,000-10,000 per cu mm
Segmentados, neutrofilos	40-75%
Bandas	0-6%
Eosinofilos	0-6%
Basofilos	0-1%
Linfocitos	20-45%
Monocitos	2-10%
Plaquetas	150,000-400,000/mm3

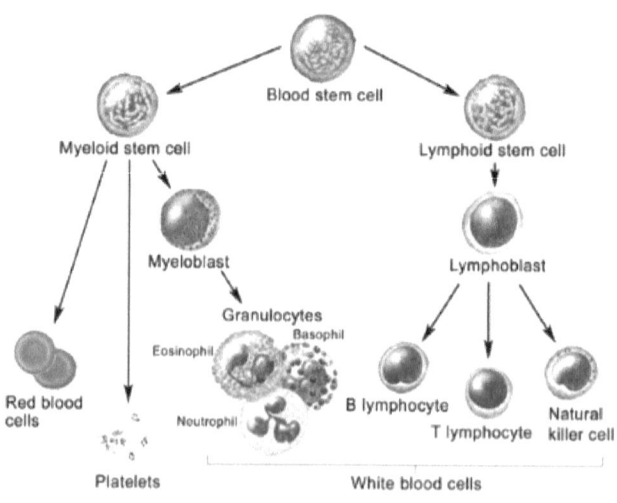

Figura 15: Las células sanguíneas

Trastornos hematológicos como la anemia, que es la disminución del contenido de Hb, cuyas causas más comunes tenemos:

Anemia hemorrágica aguda: disminución Hb y ht, las células se conservan normales, por ello el nombre de anemia normocitica y normo crómica.

Anemia por deficiencia de Fe: hipocromía, por baja ingesta de Fe en la dieta, o pérdidacrónica de sangre. Es la anemia microcitica, dado que las células se reducen en ausenciade Hb.

Anemia Perniciosa: cuando las paredes intestinales son insuficientes en el "Factor Intrínseco", elemento que permite la absorción de Vitamina B12. Esta vitamina esesencial para la maduración del glóbulo rojo. La medula ósea solo puede producir células megaloblasticas, inmaduras, y que no pueden contener mucha Hb. Es la anemia macrocitica.

Policitemia: es el aumento anormal de número de glóbulos rojos. La policitemia secundaria es la más frecuente y es generalmente por hipoxia crónica. Se presenta en las grandes alturas sobre el nivel del mar.

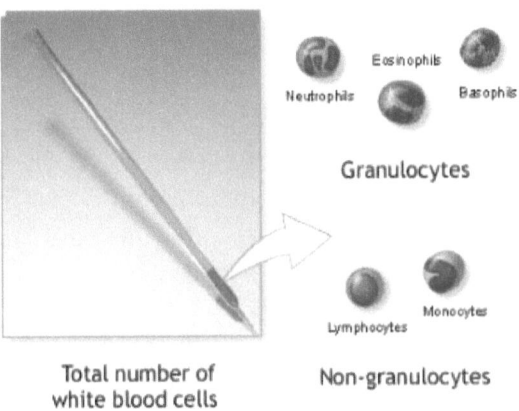

Figura 16: Cuenta de Glóbulos Blancos (WBC)

Leucocitosis: aumento de glóbulos blancos, es en respuesta a una infección seria, más de 30,000 per cu mm. Leucopenia: glóbulos blancos menos de 3,000 per cu mm, difícil cuadro, paciente se encuentra disminuido y afecto a infecciones (leucemias, durante quimioterapia).

Segmentados: N=40-75%, anormal > 90%

Neutrofilos proliferan en infecciones bacterianas, tejido necrótico o cuerpo extraño presente. Esto ocurre porque dichas sustancias pueden ser fagocitadas. Ejemplo: en casos de sepsis, post trauma, ARDS.

Bandas: N= 0-600 (0-6%), anormal >10%

Es un neutrofilo inmaduro, que su núcleo no se ha desarrollado y que se presenta como lóbulos. Cuando la infección es aguda, la medula ósea produce neutrofilos tan rápido como pueda y podemos ver un bandemia con más del 30%. Esta condición se llama "curva a la izquierda".

Basofilos: incrementa con reacción alérgica

Eosinofilos: incrementa con reacción alérgica y anti parasitaria.

Linfocitos: hacen frente a virosis y otras infecciones. Reducido en cuadro de inmunodeficiencia. Son los más comunes agranulocitos. Se dividen en tipo B y tipo T (80%). Actúan contra virus o alérgenos extrínsecos produciendo los anticuerpos respectivos.

Plaquetas: 150,000-400,000/ mm3.

La principal función de las plaquetas esta en el proceso de coagulación, su disminución se debería a enfermedades de medula, o a reacciones como coagulación extravascular diseminada.

Mucha precaución al obtener muestra sanguínea para estudio de gases arteriales, por la hemorragia que se pudiera presentar en pacientes que tienen trastornos hemorrágicos.

Evaluación Función Renal

Función Renal: cuando se deteriora puede presentar falla renal aguda debido a una lesión tubular. Esta condición es reversible, si paciente recibe el adecuado tratamiento (ej.diálisis). En caso contrario el síndrome puede ser fatal.

Esta condición renal aguda es precipitada:

- por isquemia renal, la cual es causada por hipotensión prolongada o shock,
- por sepsis (gérmenes mas comunes: gran negativos),
- por trauma o hemorragia.

En casos avanzados de falla renal va a resultar en uremia (exceso de urea y desechos nitrogenados en la sangre) y clínicamente presentara acidosis, hiperkalemia, control anormal de fluidos, hipo calcemia, hipertensión (causada por hiperproduccion de renina)

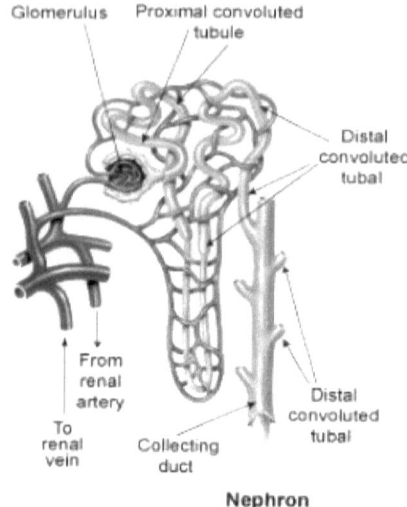

Figura 17: El nefron

Oliguria: es la eliminación de orina menor de 15 cc/hr.
Azotemia: cuando no se eliminan los residuos nitrogenados y de desecho del proceso catabólico.
Nitrógeno de urea en sangre (BUN) normal = 7-20 mg/dL
Creatinine: normal = 0.6-1.3 mg/dL

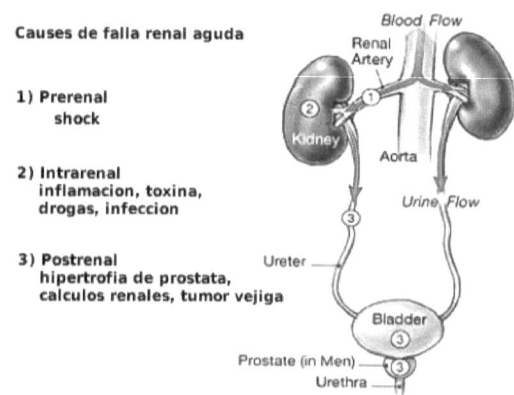

Figura 18: Causas de la Falla Renal Aguda

Causas de la falla renal aguda:

Prerenal: disminución del flujo sanguíneo a los riñones, sucede en severos cuadros de shock o enfermedades severas.

Intrarenales: cuando hay directo daño al riñón por causas infecciosas, toxicas, inflamatorias o también por disminución de flujo sanguíneo.

Post renal: cuadro obstrucción por hipertrofia prostática, litiasis renal, tumor de la vejiga, o lesiones varias.

Electrolitos y Anión Gap

El reconocimiento de enfermedades renales agudas o crónicas es básico en la evaluación clínica. El cuadro varia desde la forma insidiosa, o en cuadros crónicos, donde el paciente muestra síntomas vagos como anorexia, fatiga o como en casos intensos, donde se presenta falla renal aguda con hipertensión, hematuria, edema, cambios en la producción urinaria. De allí la importancia de una evaluación básica de la función renal.

Cuadro: Valores Normales de Química Sanguínea

Sodio	137- 147 mEq /L
Potasio	3.5- 4.8 mEq/L
Cloro	98-105 mEq/L
Dióxido de Carbono	25-33 mEq/L
Urea nitrogenada en sangre	7-20 mg/dL
Creatinina	0.7-1.3 mg/dL
Total de proteínas	6.3-7.9 g/dL
Albumina	3.5-5.0 g/dL
Colesterol	150- 200 mg/dL
Glucosa	70-105 mg/dL

Hiponatremia: Se presenta mayormente en casos por "dilución", en condiciones como: estado edematoso, falla cardiaca congestiva, cirrosis, insuficiencia renal. La administración de diuréticos y fluidos isotónicos pueden prevenir hiponatremia.

Oliguria: es cuando hay disminución de eliminar volumen urinario por hora (<15cc/hr). Síndrome de inapropiada hormona anti diurética: por excesiva secreción de la hormona en la pituitaria posterior. Se presenta en cáncer pulmonar, en encefalopatía anoxica, trauma cefálico y otros casos con elevación presión intracraneal.

Hipernatremia: deshidratación es la mayor causa, como en la diabetes insípida, donde el bajo nivel de hormona anti diurética provoca perdida de grandes volúmenes de orina diluida.

Cloro: 98-105mEq/L. El riñón esta programado para mantener el total entre Cl- y bicarbonato en 128mEq/L. Una disminución de cloro, provocaría una elevación del bicarbonato dando como resultado una alcalosis metabólica. En caso inverso, si se incrementa el cloro, ocasionaría una acidosis metabólica. Hipocloremia se presenta en pacientes en uso de tubo naso gástrico; uso de diuréticos y corticoides.

ANION GAP: Es la diferencia entre cationes (+) y aniones (-) en el plasma.

- Anión Gap: valor normal: 8-16 mEq/L
- Formula : Anión Gap = $Na - (Cl + HCO_3)$

Anion Gap (AG)

$$AG = (Na^+ - (Cl^- + HCO_3^-))$$

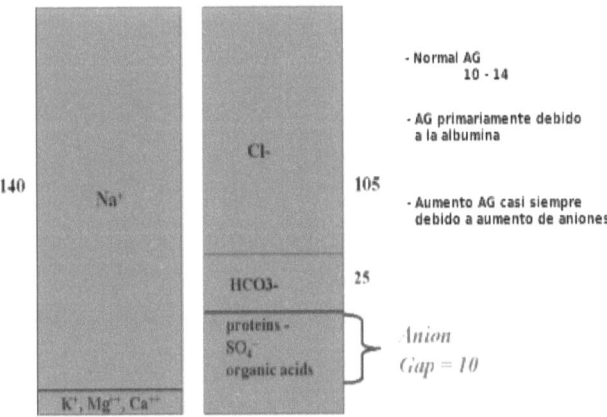

Figura 19: Anión Gap

Causas de Anión Gap – Acidosis:

Acidosis láctica
Ketoacidosis diabética
Acidosis urémica
Salicilatos

Metanol
Paraldehido
Izoniacida

- Anión -gap mayor de 16 es consistente con presencia de Acidosis metabólica.

Potasio (K+) = 3.5 – 4.8 mEq / L

Interviene en la fuerza de contracción del miocardio y otros músculos. Un mínimo cambio en el nivel de K+ en la sangre, provocaría un efecto anormal en el ritmo y función cardiaca. Hiperkalemia, de acuerdo con AHA, de más de 7 mEq/L es una emergencia.

El tratamiento consiste en:

- Cloruro de Calcio
- Bicarbonato de sodio
- Glucosa e insulina
- Albuterol nebulizador
- Diuresis, diálisis
- Enema de kayesalate

Fisiológicamente las causas de hiperkalemia serian:
Disminución excreción renal (falla renal)
Liberación de K+ por las células (post trauma) y
La ingesta de K+.

Hipokalemia: causas fisiológicas serian por perdida en tracto renal y gastrointestinal, el uso de diuréticos, esteroides y a su inadecuada ingesta.

Evaluación Función Hepática

Entendiendo la función hepática: el hígado es el mas grande órgano interno del organismo, que juega un rol fundamental en muchos procesos básicos fisiológicos, incluyendo la homeostasis de la glucosa, síntesis de proteínas plasmáticas, síntesis de grasas y proteínas, síntesis y secreción del acido biliar, y de almacenamiento vitamínico (B12, A, D, E, y K). Además, el hígado es vital en la transformación, decodificación y excreción de una gran cantidad de componentes endógenos y exógenos. La enfermedad hepática se presenta en variada forma, es por ello que una buena historia medica, una evaluación clínica y estudios de laboratorio ayudaran a entender dicha condición.

Bilirrubina total	0.2-1.2 mg/dL, ictericia mas de 3.0 mg/dL
Glucosa	80-140 mg/dL, anormal= menos de 60mg/dL o mas de 200mg/dL
Albumina	3-5 gm/dL anormal= menos de 2.0 gm/dL

Albumina es responsable de 70% de la presión osmótica coloidal del plasma. Cuando albumina es menor 2.0 gm/dL, puede presentarse edema pulmonar. Proteínas totales: Albumina es el 60% del total, el otro 40% esta entre las inmunoglobulinas y las proteínas de coagulación sintetizadas en el hígado y de las cuales las principales son la protrombina y el fibrinógeno.

D. Evaluación Radiológica

Anatomía Radiologica - características

Tres aspectos al realizar una evaluación radiológica:

- Esta el tórax completamente visible en el estudio radiológico?
- Es la calidad de la radiografía aceptable?
- Tiene un patrón adecuado al evaluar la radiografía?

Anatomía y características del estudio radiográfico: es importante tener una "técnica" en la lectura radiográfica lo que ayudara obtener una apreciable información.

Tráquea
Mediastino
Diafragma
Silueta cardiaca
Diámetro A-P
Ángulos costo frénicos
Elementos vasculares
Tejidos blandos

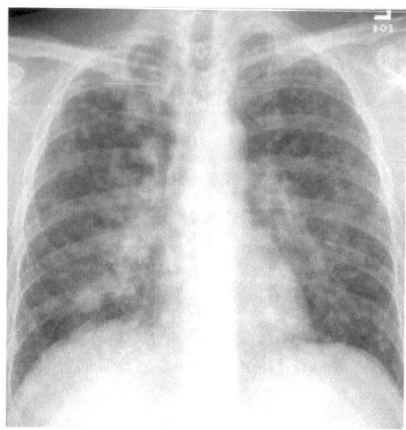

Figura 20: Estudio radiológico

Observaciones a considerar:

- El hemidiafragma derecho esta más elevado que el izquierdo
- La tráquea debe estar en la línea media
- Observar la posición de tubos (ETT), catéteres, de marcapasos.
- Signos como el de "punta de lápiz": croup, o el de "dedo pulgar" en epiglotitis
- Presencia de neumotórax, neumopericardio, neumomediastino.

Terminología:

Radiolucido: relativamente penetrable por rayos x.

Radiodenso: radiopaco, no penetrable por los rayos x.

Infiltrado: fluido en tejido pulmonar.

Consolidación: masa densa debido a presencia exudado celular en el alveolo.

Signos vasculares: Línea de Kerley's, evidencia de falla cardiaca congestiva.

Broncograma aéreo: indica que la opacificación esta localizada en el parénquima pulmonar y no en el espacio pleural. Una característica de la neumonía lobar es que densidades rodean a menudo los conductos aéreos, dando un contraste marcado en su visualización.

Signos radiológicos de descompensación cardiaca incluiría lo siguiente

- Crecimiento cardiaco
- Efusión pleural
- Redistribución del flujo sanguíneo a los lóbulos superiores
- Pobre definición de los vasos centrales (aspecto perihiliar)
- Líneas de Kerley B
- Llenado alveolar

Otros procedimientos radiológicos

- Broncografia: indicada en cuadros obstructivos, bronquiectasia.
- Scans ventilación/ perfusión pulmonar (V/Q scan): embolismo pulmonar.
- Imagen de Resonancia Magnética (MRI): aneurismas, tumoraciones.
- Tomografía computarizada (CT): imágenes en "slides".
- Tomografía Emisión Positrón (PET): no invasiva, cáncer, desordenes cerebrales, etc.
- Ingesta de bario: hipo faringe, esófago, estomago.

Procedimientos Especiales

Electroencefalograma (EEG): obtener información de variaciones en actividad cerebral.

Angiografía pulmonar: la visualización por rayos X de la anatomía de los pulmones y sus vasos sanguíneos, después de la administración intravascular de sustancias radiopacas de contraste.

Monitoreo de Presión Intracraneana: cualquier cambio de presión en vasos cerebrales afecta la presión intracraneana.

Eco cardiograma: método diagnostico para estudiar estructura y movimiento cardiaco.

E. Para monitoreo y evaluación del paciente

Capnografia (ETCO$_2$)

Capnografia mide el contenido de dióxido de carbón en la exhalación usando absorción con rayos infrarrojos.

Valor de comparación: $PaCO_2$ = 40 torr;
$PetCO_2$ = 30 torr

Un aumento de $PetCO_2$ indicaría una disminución de la ventilación. En caso contrario, una disminución indicaría un aumento de la ventilación o una disminución de la perfusión (embolia pulmonar, hipovolemia). Durante CPR el $PetCO_2$ estaría elevado. Otra utilidad seria la comprobación que después de intubar este correcta la posición del ETT, es el cambio de color del dispositivo del CO_2 (color amarillo) lo que señalaría una adecuada posición endotraqueal.

Capnografia es muy útil en el monitoreo $PetCO_2$ durante la ventilación mecánica y en pacientes con severa enfermedad pulmonar, además en el monitoreo de pacientes con anestesia general. Capnometro es el instrumento que mide el CO_2, y puede hacerlo por dos métodos diferentes, obteniendo la muestra directamente (mainstream) o no directa (sidestream). La ventaja del método directo es el uso de un sensor en la via aérea, de una rápida respuesta, sin mucha demora en resultado y el no haber un flujo que reduja el volumen tidal. Las desventajas son las secreciones y humedad que bloquean el sensor; el tamaño del sensor y su necesidad de calibración frecuente, además requiere de temperatura para prevenir la condensación.

En el capnometro no directo (sidestream), no requiere de sensor o temperatura en las vía aérea, se puede utilizar en pacientes no intubados, y se usa un adaptador en línea. Las obstrucciones por secreciones son inconvenientes, igual se requiere constante calibración, hay una respuesta lenta a los cambios en CO_2, entre el tiempo de producirse el cambio de CO_2 y cuando es medido. Resultados de capnografia ayudan evaluar condición de ventilación alveolar, el trastorno de relación V/Q, ya sea patología pulmonar o cardiovascular.

Oximetría

Oximetría es el proceso de determinar la saturación de la hemoglobina con oxigeno con un oximetro, que es un instrumento fotoeléctrico que realiza esta función. La oximetría puede clasificarse en invasiva y no invasiva. La invasiva o llamada Co-oximetría, es un proceso analítico de laboratorio, que requiere de una muestra de sangre arterial (método invasivo).

Método no invasivo es el oxímetro pulsátil, que dará un estimado del nivel de la saturación de la oxihemoglobina en la sangre arterial. El oximetro pulsátil aplica y combina el principio de espectrometría (como el co-oximetro) con el de fotopletismografia, donde se usa la luz para detectar, en pequeños volúmenes, los cambios que ocurren en los tejidos durante el flujo sanguíneo pulsátil.

La indicación es para monitoreo de la saturación de la oxihemoglobina arterial, en casos de procedimientos de diagnostico o tratamiento como en una broncoscopia, estudio de enfermedad del sueno, o en prueba de esfuerzo cardiovascular.

La saturación de O_2 arterial es obtenida rutinariamente por la calculación del analizador de gases arteriales. Actualmente se puede emplear el oximetro o el co-oximetro para su medición. Puede haber diferencias entre lo calculado y lo medido en casos de intoxicación con monóxido de carbono (>20% COHb). La interpretación de la saturación de O_2 obtenido en maquina de gases arteriales son por calculación; mientras que el resultado obtenido por el Co-oximetro son datos medidos, y por tanto mas reales y aceptables.

Método transcutaneo del PO_2 y PCO_2

Método no es invasivo, los electrones se colocan en la superficie de la piel, en un área plana, en el tórax por ejemplo, por debajo de línea media de las clavículas. La posición de los electrones debe ser cambiado cada 4 horas, para evitar lesión en la piel. Factores que alteran la obtención de esta medición serian factores que alteran la perfusión como pacientes en estado de shock, con quemaduras, o con defectos cardiacos.

Este método permite un monitoreo continuo no invasivo del PaO_2 y PCO_2 arterial por intermedio de un sensor en la superficie de la piel. Como mencionamos anteriormente, el resultado obtenido depende del grado de perfusión de la piel, un gasto cardiaco normal con balance de fluidos adecuado. Por esta razón, el monitoreo transcutaneo estaría indicado en casos de necesidad de evaluación de pacientes estables, mayormente infantes y pediátricos.

Preguntas

1. El oximetro pulsatil es generalmente considerado preciso cuando su saturación de O_2 es mayor de cual de los siguientes?

    a. 65%
    b. 70%
    c. 75%
    d. 80%

2. El tiempo de respuesta al oximetro pulsatil es mas directamente relacionado a cual de los siguientes?

    a. al tipo de oximetro pulsatil
    b. la ubicación del sensor
    c. al porcentaje de saturación de O_2
    d. la posición del paciente en la cama

3. La localización apropiada del extremo distal del catéter venoso central es en:

    a. Ventriculo izquierdo o la aorta
    b. vena cava o aurícula derecha
    c. ventrículo derecho o arteria pulmonar
    d. arteria pulmonar o capilar pulmonar

4. El índice cardiaco esta incrementado en cual de los siguientes casos?

    a. shock
    b. ejercicio
    c. hipovolemia
    d. falla cardiaca

5. Un paciente con asma alérgica probablemente mostraría un incremento en:

    a. células sanguíneas rojas
    b. linfocitos
    c. Hemoglobina
    d. eosinofilos

6. Acidosis metabólica puede estar asociado a:

    a. hiperkalemia
    b. leucocitosis
    c. hipocloremia
    d. hiponatremia

7. La embolia pulmonar es evidente en el scan ventilación/perfusión por:

    a. contorno de las vías aéreas
    b. obstrucción del bario en las vías aéreas
    c. flujo sanguíneo anormal
    d. fracción de eyección reducida

8. La toxicidad digitalica puede mostrar que cambios en el ECG?

    a. Onda "Q" grande
    b. supresión del segmento ST
    c. Onda "T" invertida
    d. onda "P" elevada

9. Cual de los siguientes es considerado una complicación común del monitoreo transcutaneo como resultado de la temperatura del electrodo?

    a. incremento de la perfusión
    b. eupnea
    c. letargia
    d. eritema

10. El índice cardiaco de un paciente es 2L/ min/ m2. Esto también indicaría:

    a. CaO_2 esta reducido
    b. QT esta elevado
    c. PaO_2 esta elevado
    d. Presión arterial esta disminuida.

Respuestas: 1. d, 2. b, 3. b, 4. b, 5. d, 6. a, 7. c, 8. c, 9. d, 10. a

SECCION III

OXIGENOTERAPIA

El rol del Oxigeno: El oxigeno es el gas medicamentoso mas ampliamente usado y abusado quizá hoy menos que en el pasado y fue debido al insuficiente conocimiento de sus aplicaciones y de sus peligros. El tratamiento actual de oxigeno exige una responsabilidad en conocer su uso, indicaciones, objetivos y sus efectos adversos y limitaciones.

A. Definiciones

Hipoxemia: Es la anormal disminución de nivel de tensión de oxigeno en la sangre arterial. La causa mas común es la falla respiratoria.

Hipoxia: Es el nivel disminuido de oxigeno en los tejidos. Es mas serio que hipoxemia. Las causas de hipoxemia pueden ser fallas respiratorias o circulatorias.

FiO_2: Es la concentracion de O_2 en el aire inspirado. FiO_2 en la atmosfera es 0.21, el gas restante es nitrógeno.

PAO_2: Es la presión parcial de O_2 en el alveolo.

PaO_2: Es la presión parcial de O_2 en la sangre arterial.

V/Q: Determina la capacidad de oxigenación de los pulmones. Es la relación de ventilación (V) perfusión (Q).

Espacio muerto ventilatorio: Es el gas que se inhala pero no hace contacto con la perfusión (no se realiza el intercambio gaseoso).

Shunt: Existe cuando flujo de sangre va del sistema venoso al arterial sin estar en contacto con el alveolo (ventilación).

B. Objetivos de la oxigenoterapia

El principal objetivo es el de mantener una adecuada oxigenación tisular.

Clínicamente se indicaría para:

Tratar hipoxemia que se presenta por ejemplo, en la neumonía o en alteración de ventilación / perfusión (V/Q).

Disminuir el trabajo respiratorio, por ejemplo en pacientes asmáticos o con diagnóstico de EPOC.

Disminuir el trabajo del miocardio, como en casos de infarto de miocardio, edema pulmonar.

C. Efectos de la Hipoxemia

En adultos, pacientes pediátricos e infantes mayores de 28 días de nacido, se refiere hipoxemia cuando se documenta una presión arterial de O_2 (PaO_2) menor de 60 torr y / o una saturación arterial (SaO_2) menor de 90%. En infantes de menos de 28 días de nacido, la hipoxemia existe cuando $PaO_2 < 50$ mmHg y $SaO_2 < 88\%$.

También se sospecha de hipoxemia en casos que, sin tener una evidencia de hipoxemia inmediata (prueba de laboratorio), se les administra O_2. La incidencia de hipoxemia es alta, por ejemplo, una disnea severa, envenenamiento con monóxido de carbono o un cuadro de shock.

El O_2 también puede ser indicado, sin prueba de laboratorio previo, en casos donde hipoxemia esta comúnmente presente, como trauma severo, infarto de miocardio agudo o en periodo de recuperación post anestesia.

En el sistema circulatorio la hipoxemia va ocasionar vasodilatación periférica y en el sistema pulmonar provocara vasoconstricción pulmonar, shunt pulmonar y aumento de la resistencia vascular pulmonar. Taquicardia es la primera referencia de hipoxemia. A nivel de hipoxia cerebral, el paciente esta confuso, letárgico, agitado y desorientado. Signos de hipoxia: taquicardia, taquipnea, retracciones musculares, cianosis.

D. Peligros y complicaciones de la oxigenoterapia

Oxigeno puede inducir hipoventilación

Si un individuo respira 100% de O_2 los quimiorreceptores periféricos permanecen inactivos. Sin embargo, este nivel alto de O_2, reduce la posibilidad de la Hb de transportar más dióxido de carbono. Esto causa un aumento de $PaCO_2$, lo que a su vez estimula el centro medular respiratorio, incrementando la ventilación minuto entre 5% a un 18%. En contraste, en pacientes con enfermedad pulmonar obstructiva crónica (EPOC), con hipoxemia e hipercapnia crónica, una respiración con moderado o alto nivel de FiO_2, reduciría el volumen minuto (14%- 18%).

Hipoventilación es un riesgo potencial en la terapia con O_2 en pacientes con enfermedad pulmonar crónica. Esto resulta de la perdida del estimulo del normal CO_2 para respirar causado por la retención crónica del CO_2. Desde que los quimo receptores periféricos no responden a los niveles altos de CO_2 para iniciar la respiración, un manejo hipoxico toma lugar para respirar con niveles bajos de oxigeno. Por ello, si los niveles de O_2 son elevados con la administración suplementaria de O_2, el paciente disminuye su patrón de ventilación. Para prevenir hipo ventilación e hipoxia, en pacientes con EPOC, debiéramos mantener una PO_2 arterial entre 50ª -60 torr. La indicación de un FiO_2 entre 0.24 y 0.30 evitaría riesgos mayores y puede ser administrado en diferentes formas. El $PaCO_2$ puede ir aumentando levemente, pero si este nivel provoca un pH menor de 7.25, se estaría desarrollando una falla respiratoria con hipercapnia sin relación a la terapia con O_2 y en estos casos se requerirá de un soporte ventilatorio. Paciente esta letárgico, confuso, somnoliento, su frecuencia respiratoria disminuye, al igual que su volumen tidal. ABG muestra un aumento de PaO_2, PCO_2 y un pH disminuido.

En resumen la hipo ventilación esta caracterizado por un incremento de $PaCO_2$.

Tratamiento: Disminuir nivel de O_2 inspirado.
No colocar al paciente en ventilador solo por la hipercarbia.

Oxigenoterapia puede provocar atelectasia

Esto ocurre a consecuencia de la administración de altas concentraciones de O_2, el cual "limpia" el nitrógeno inerte de los alveolos. N2 es normalmente 80% en el alveolo. Con la difusión de O_2 atraves de la membrana alveolo-capilar el alveolo puede colapsar (atelectasia). También si hay cambio rápido del FiO_2 puede ocasionar la formación de atelectasia, de allí, que el cambio de FiO_2 debe hacerse gradualmente, de 5% a 10% cada vez. Se identifica a la auscultación de ruidos respiratorios bilateralmente irregulares y por rayos x.

Toxicidad del oxígeno

Se presenta al recibir elevada concentracion de FiO_2 (>.60) por periodos de >12-24 horas. A nivel pulmonar hay lesión alveolo- capilar con perjuicio del intercambio gaseoso y de la función pulmonar. Al haber edema y destrucción de células alveolares, con necrosis de células endoteliales lo que provocaría la enfermedad de membrana hialina. En los recién nacidos estos cambios patológicos son conocidos como enfermedades broncopulmonares (BPD).

La toxicidad del O_2 comprenderia estas tres fases:

1. fase exudativa aguda- que incluye el daño celular del endotelio capilar, con inflamación del capilar, edema intersticial, hemorragia alveolar por perdida de la integridad de la membrana y destrucción de los neumocitos tipo I. La membrana basal cubierta con residuos celulares y fibrina, se exhibe como una aparente membrana hialina.
2. fase proliferativa-incluye la hiperplasia de neumocitos tipo II y proliferación de fibroblastos en el intersticio.
3. fase final-identificado por fibrosis intersticial y alveolos sin espacio o atelectasicos, continuando un periodo mortal.

Retinopatía del Prematuro

Retinopatía o fibroplasias retrolental es un proceso fibrotico causado por niveles altos de oxigeno en sangre y cuya consecuencia seria la ceguera.

Una alta PaO_2 causa vasoconstricción de los vasos sanguíneos detrás de la retina, con disminución del flujo sanguíneo. Los vasos pueden estar contraídos y provocando necrosis de los mismos (obliteración de los vasos). La formación de nuevos vasos para oxigenar los ojos pueden producir turbidez y cicatrices, desprendimiento de la retina y finalmente ceguera.

Existe un mayor riesgo en infantes de < 33 semanas de edad y < 1.5 Kg de peso, cuando hay mayor exposición de O_2 con un

PaO_2 > 80-100 mmHg. Manteniendo PaO_2 menos de 80 mmHg probable evite este problema.

Signos y síntomas por toxicidad del oxigeno:

- Nausea y vomito
- Hipoxemia refractaria, disminución de la producción de surfactante.
- Taquipnea, dolor torácico
- Disminución de la compliance, edema pulmonar.

En resumen, podemos mencionar que el oxigeno puede presentar efectos no deseados como: puede provocar quemadura del tracto respiratorio superior del paciente (por combustión); O_2 provoca sequedad de mucosa, deprime la respiración (como en EPOC), toxicidad pulmonar, lesiones en prematuros como BPD.

Recordar: *el oxigeno es una droga y por tanto debe ser usada adecuadamente.*

E. Falla de la Oxigenación

Finalmente tenemos que definir que la falla de oxigenación se presenta con una severa hipoxemia (PaO_2 < 40 mmHg) que no responde a un nivel mediano o alto de FiO_2 (50% a 100%) de oxigeno suplementario. Que esta falla puede ser causada por hipoventilación, alteración del balance ventilación- perfusión (V/Q), o shunt intrapulmonar.

Los signos clínicos de la falla de oxigenación e hipoxia incluye: hipoxemia, disnea, taquipnea, taquicardia y cianosis.

Como veremos más adelante, ante una falla de la ventilación y oxigenación, la ventilación mecánica estará indicada. Estas fallas serian causadas por factores pulmonares y no pulmonares como, por ejemplo el shock hipovolemico o el trauma endocraneano.

Causales de Falla Respiratoria

Estas causales de falla de oxigenación las podemos considerar en tres grupos:

1. Un manejo respiratorio central insuficiente o deprimido (por ej., sobre dosis de drogas). Los impulsos neuro musculares respiratorios no originan una función respiratoria apropiada.

   Causas: Drogas (narcóticos, sedantes)
   Lesiones traumáticas (en C1-C3)
   Coma
   Apnea del sueno

2. Un excesivo trabajo ventilatorio:

Causas: Asma agudo
   EPOC
   ARDS
   Alteración cardiovascular

3. Una falla en la estructura ventilatoria (trauma torácico).

Causas: Trauma torácico: neumotórax tensional.
   Desbalance electrolítico: hiperkalemia.
   Fatiga de los músculos respiratorios: pacientes geriátricos.

F. Administración del Oxigeno

La administración del O_2 utiliza una variedad de mecanismos y es esencial conocerlos, reconociendo ventajas y limitaciones para su mejor aplicación clínica.

Dos sistemas básicos a utilizar: sistema de flujo alto, cuando se administra el volumen total inspiratorio del paciente y el flujo bajo, cuando solo provee parte de este volumen inspirado.

¿Como se administra?

Sistema de flujo bajo:

Cánula nasal

- FiO_2 de 0.24 – 0.45
- Flujo: 1- 6 lpm
- Uso mas apropiado en pacientes estables, requieren bajo FiO_2 (EPOC).

Cateter transtraqueal de O_2: catéter se ubica directamente en la tráquea. Requiere menos flujo de O_2 que el administrado por catéter nasal. Su uso implica selección del paciente, educarlo y continua evaluación medica. Flujo de ¼ - 4 L/min, FiO_2 22% - 35%.

Mascara simple

- FiO_2: 0.40 – 0.55
- Flujo: 6 – 10 Lpm
- Flujo debe ser más de 5 Lpm para eliminar CO_2 exhalado.
- Uso en casos de emergencia, o cuando requiere moderado FiO_2.

Mascara parcial de respiración

- FiO_2 0.35 - 0.65
- Flujo: 6 -10 Lpm

Sistema de flujo alto:

Non rebreathing mask

- FiO_2: 0.21 – 1.0.
- Flujo: 6-10 L/min.

- Usado para brindar 100% O_2 usualmente en emergencias, neumotórax, envenenamiento con CO_2, CHF, quemaduras, insuficiencia respiratoria aguda.

Entraimen mask/ Venturi mask

- Utiliza el principio de Bernoulli. FiO_2 = 24%- 50%.
- Precisa la concentracion de FiO_2 (ideal para pacientes con EPOC).
- Efectivo para pacientes con volumen tidal, frecuencia y patrones respiratorios inestables.
- El sistema provee relativamente alto flujo de O_2, 40 %, usando ajustable entrada de aire, que controla la cantidad de aire que se mezcla con el O_2.

Brigg's adaptador (pieza T)

- Puede administrar FiO_2 de 0.21 a 1.0.
- El tubo de reserva debe ser utilizado para mantener el apropiado FiO_2.
- Si es removido, FiO_2 podría disminuir debido a entrada de aire ambiente.
- Debiera verse el aerosol en tubo de reserva durante la inspiración.
- Si el aerosol desaparece, incrementar el flujo, agregar mas tubo de reserva
- Proveer mecanismo que de mas flujo (blender, cambiar flowmeter, etc.).

"Carpa de Oxigeno" (Oxygen Hood)

- De varios tamaños, que cubre la cabeza del infante y sirve para administrar O_2 y humidificación.
- Flujo promedio de 7-14 L/min, se previene el acumulo de CO_2 y permite el control de FiO_2 sin sellar el cuello del infante.

- El monitoreo de temperatura es muy importante: La alta temperatura provocaría deshidratación y apnea. Baja temperatura puede incrementar el consumo de O_2.
- Se debe monitorizar FiO_2 con un analizador de O_2 constantemente. Se coloca dentro de incubadora para brindar un estable FiO_2.

Equipos de Control Ambiental:

Tienda de O_2, Mist tent, Oxygen tent, Croupette

- Indicado en infantes, requieren control ambiental, bajo FiO_2 y aerosol.
- Factores ambientales a controlar: concentracion de oxigeno, temperatura, gas filtrado, humedad.
- Se usa generalmente en neonatología y pediatría.
- Flujo de 12-15 L/min para eliminar CO_2.
- FiO_2 varia de 0.40 a 0.50 y difícil de controlar.
- Fuentes de humedad y aerosol: nebulizadores.
- Se requiere de constante análisis de O_2 y control de peso.

Incubadoras

- Mantener un adecuado ambiente térmico y de filtración de gases.
- Control de O_2: 40-50% a 8-15 L/min.
- Pobre humidificación.
- Peligros: quemaduras térmicas, shock eléctrico, toxicidad de O_2, incendio, inhalación toxica, daño a la audición.

G. Gases a considerar: HELIOX – OXIDO NITRICO

Helio / O_2 terapéutico: Heliox

Principal objetivo es disminuir el trabajo respiratorio, administrando gas de baja densidad que pueda maniobrar alrededor de las obstrucciones de la via aérea. Usado en pacientes con mayor resistencia en sus vías aéreas: edema, obstrucción por cuerpo extraño o parálisis parcial de cuerdas vocales.

Concentraciones a usar: 80% He / 20% O_2 o 70% He/ 30% O_2. Esta mezcla de Helio y O_2 (Heliox) es usado en el tratamiento en los casos de obstrucción como: asma, traqueo bronquitis, broquiolitis, parálisis de cuerdas vocales, disminuyendo el trabajo respiratorio ocasionado por la obstrucción. Heliox ayuda en el cuadro obstructivo, pero debe indicarse otra terapia para aliviar o corregir la obstrucción respiratoria primaria, Debido a que es un gas inerte, no reacciona con el tejido humano o con agentes farmacológicos.

Los objetivos terapéuticos son: reducir el trabajo respiratorio y de evitar el uso de modos mas agresivos de tratamiento, como la intubación y ventilación mecánica. Contraindicaciones: cuando el paciente requiere niveles elevados de O_2 y cuando el paciente no puede tolerar mascara facial adecuadamente.

Oxido Nitrico (NO) terapéutico- Oxido Nítrico inhalante (iNO)

Oxido Nítrico fue descubierto como un factor relajamiento endotelial en 1987, desde entonces se le utiliza en muchas condiciones clínicas induciendo vasodilatación pulmonar. Oxido nítrico relaja el musculo liso vascular. Ello mejora el flujo sanguíneo hacia los alveolos y por consiguiente una mejor relación ventilación/perfusión, disminuye la resistencia vascular pulmonar y mejora la oxigenación.

En mayoría de situaciones el ON tiene la única habilidad de actuar en la circulación pulmonar sin causar efectos adversos sistémicos.

Indicaciones del Oxido Nitrico

Hipertensión pulmonar primaria y crónica.
Fibrosis pulmonar.
Embolismo pulmonar.
Síndrome de insuficiencia respiratoria.
Defectos cardiacos congénitos.
Persistente hipertensión pulmonar en el recién nacido.
Transplante pulmonar y cardiaco.
Dosis efectiva: 2-20 ppm (partes por millón). Dosis de inicio recomendada es de 20 ppm.
Se administra por ventilación mecánica y también por cánula nasal.
Cuando oxido nítrico es expuesto a O_2, se forma dióxido de nitrógeno (NO_2), cuyos niveles de NO_2 > de 10 ppm ocasionarían daño celular, edema pulmonar e incluso muerte.

Efectos secundarios

- Pobre respuesta terapéutica.
- Incremento de metahemoglobinemia.
- Fenómeno de rebote: hay mas hipoxemia y/o hipertensión pulmonar.
- Aumenta la presión de llenado del ventrículo izquierdo.
- Al descontinuar la terapia con ON debe hacerse cuidadosamente para evitar fenómeno de rebote. El nivel de NO debe disminuirse al mínimo posible, el paciente debe ser capaz de mantener una buena oxigenación y antes de retirar el NO es aconsejable hiperoxigenar al paciente.

H. SISTEMAS DE ADMINISTRACION GASES MEDICINALES

Los gases medicinales están contenidos ya sea en cilindros portables de alta presión o en grandes reservorios (bulk). En Estados Unidos existen sistemas de seguridad como:

American Standard Safety System (A.S.S.S.), utilizados para los cilindros de presión alta grandes (H). El Pin Index Safety System (P.I.S.S.), utilizados para cilindros pequeños de presión alta (E). El Diameter Index Safety System (D.I.S.S.), utilizados para conexiones de presión baja, como son la mayoría de los equipos respiratorios. Estos cilindros tienen reguladores adaptados.

La duración del flujo se hace con la siguiente formula:

$$= \frac{\text{La medida de la presión (psi) x factor del cilindro}}{\text{Flujo en litros}}$$

Los factores son: cilindro "E" = .28 L/psi (0.3)

cilindro "H" = 3.14 L/psi (3.0)

Ejemplo: Cuanto duraría un cilindro E lleno (2,200 psi) que administra 5 Lpm?

$$\text{Duración} = \frac{2{,}200 \times 0.3}{5} = \frac{660}{5} = 132 \text{ minutos} \quad (2 \text{ horas } 12')$$

Respuesta: duración seria de 2 horas, 12 minutos.

Los grandes contenedores de O_2 (bulk) están para administrar O_2 por intermedio de dispensadores ubicados en todo el centro hospitalario u hospital, como un sistema de distribución.

También existe un contenedor grande de O_2 liquido, el cual esta localizado en los exteriores del edificio o centro hospitalario. Por este sistema se puede contener grandes cantidades de O_2, dando oportunidad a poder usar en mayor numero de pacientes y sirve de reserva de O_2 a los sistemas antes mencionados.

Los cilindros tienen elementos complementarios como son las válvulas reguladoras que se usan para poder disminuir la alta presión (2,200psi) y trabajar a una segura baja presión (50 psi).

Ahora bien, las indicaciones médicas implican cuanto de gas va a ser administrado y la dosis de O_2 se prescriben como flujo litros por minuto. Para ello se utilizan los medidores de flujo (flowmeter) los cuales tendrán control de administrar el gas. Por ejemplo, paciente con EPOC se le indica O_2 nasal, 2 lpm.

Otro elemento a usar es el proporcionador o mezclador de O_2 y aire (blender), que realiza esta mezcla de O_2 y aire para obtener un específico FiO_2.

Finalmente tenemos el compresor de aire que proporciona aire sin necesidad de cilindro de aire. Usado tanto en el hospital, durante el transporte del paciente o en la vivienda del paciente.

Preguntas

1. Cual de lo siguiente es el mecanismo primario por el cual PEEP incrementa PaO_2 y mejora la compliance?

    a. reduce la presión media de la via aérea
    b. incrementa la ventilación minuto
    c. recluta y distiende los alveolos colapsados
    d. reduce el gasto cardiaco

2. Paciente de 77 anos de edad, esta en su casa con cuadro de hipoxemia y recibe por via cánula nasal 2 lpm de O_2. Cual de los siguientes métodos es el mas apropiado para administrar O_2?

    a. Tanque "E" de O_2
    b. sistema de O_2 liquido
    c. Tanque "H" de O_2
    d. concentrador

3. Joven de 15 anos de edad tiene cánula nasal de 3Lpm, luego de sufrir fracturas costales en un evento deportivo. El medico pregunta por la Concentracion de O_2 que el paciente esta recibiendo, la respuesta es que esta recibiendo aproximadamente:

    a. 12% de O_2
    b. 28% de O_2
    c. 32% de O_2
    d. 40% de O_2

4. Un paciente con diagnostico de hipertensión pulmonar e incremento de la resistencia vascular pulmonar. Cual seria la recomendación terapéutica?

   a. Administración 100% de O_2
   b. administración IV de nitroprusiato de sodio
   c. ventilación percusiva intrapulmonar
   d. terapia con oxido nítrico

5. La sala de emergencia esta recibiendo pacientes provenientes de un edificio en llamas. Se requiere determinar que clase de terapia de O_2 necesita cada paciente. Cual de los siguientes recursos el terapista utilizaría en pacientes que están respirando espontáneamente?

   a. oxigeno hiperbarico
   b. non rebreathing mask al 100% de O_2
   c. mascara de CPAP al 50%
   d. mascara parcial de O_2 a 10Lpm

Respuestas: 1. C, 2. D, 3. C, 4. D, 5. B

SECCION IV

PRUEBAS DE DIAGNOSTICO DE FUNCION PULMONAR

A. Gases Arteriales

El análisis de gases en sangre arterial (ABG) provee información valiosa de la ventilación y oxigenación del paciente además de su condición acido básica.

1. Indicaciones:

- Para la evaluación de ventilación ($PaCO_2$), oxigenación (PaO_2) y equilibrio acido-básico.
- Brinda información para iniciar terapia con O_2, en pacientes con ventilación mecánica: evaluación y diagnosis del proceso patológico.
- Importante para monitorear el proceso de enfermedad.

La obtención de la muestra se realiza principalmente de las arterias radial, braquial y femoral, también de la línea arterial colocada en el paciente. En el caso de infantes se obtienen muestras capilares y de línea arterial para los recién nacidos.

Previa a la obtención de muestra arterial de la arteria radial, se debe practicar la Prueba de "Allen Modificada", que es la prueba que sirve para evaluar la circulación colateral de la mano. Es positiva cuando existe flujo colateral y se procede a obtener la muestra.

Los efectos adversos al obtener muestra de sangre arterial pueden ser: hematoma, hemorragia, trauma, infección. Las muestras sanguíneas obtenidas con burbujas de aire mostraran: PCO_2 disminuido, ph aumentado, PaO_2 quizás aumentado. Si muestra de sangre se mezcla con heparina: el pH y PCO_2 disminuyen, PO_2 se incrementa.

2. **Valores Normales de los gases arteriales:**

PCO_2	35 - 45 torr
PO_2	80 - 100 torr
pH	7.35 – 7.45
HCO_3	22-26 mEq / L
BE	-2 - +2 mEq / L
SO_2	95 – 100%

3. **Relación gases arteriales con funciones vitales: ventilación y oxigenación**

a. **Ventilación – $PaCO_2$:**

ABG	Interpretación	Terapia
35- 45 Torr	Ventilación normal	No variación
$PaCO_2 > 45$	Paciente no ventila bien	Ventilar o incrementar ventilación
$PaCO_2 < 35$	Paciente hiperventila	Disminuir ventilación si PO_2 esta alto o agregar espacio muerto.

Cuando el CO_2 es anormal, pero pH normal, no realizar cambios ventilatorios (ejemplo, en pacientes con EPOC).

b. Oxigenación – PaO_2, FiO_2:

ABG	FiO_2	Interpretación	Respuesta
80-100 torr	.21	Normal oxigenación	Mantener terapia
< 80	.21-.59	Hipoxemia Pobre ventilación V/Q mis match (normal PCO_2)	incrementar ventilación incrementar FiO_2 > 0.60
< 80	.60 +	Shunting	iniciar CPAP o PEEP
>100	.21 – 1.0	Híper oxigenación	disminuir FiO_2, PEEP o CPAP

Cuando reducimos la administración de O_2, disminuir primero FiO_2 menos de 0.60, luego reducir PEEP /CPAP.

4. Evaluación clínica de la condición acido básica

El manejo eficiente del balance acido- básico, nos permitirá identificar y corregir las anormalidades del mismo. Es por ello la importancia de una buena evaluación e interpretación clínica de los diferentes trastornos ocasionados por su desequilibrio.

Como interpretar los resultados de gases arteriales

a. Determinar el pH:

El pH normal es 7.35-7.45. Mayor de 7.45 es una condición de alcalosis, menor de 7.35 es una condición de acidosis.

b. **Determinar el compromiso respiratorio:**

El valor a considerar es el $PaCO_2$. Valor normal es de 35 a 45 torr. Los pulmones tienen el control del nivel de CO_2 en la sangre arterial.

Ahora observemos el $PaCO_2$ junto con el pH. Es el pH anormal?

Si el pH es < 7.35 y $PaCO_2$ > 45, de acuerdo a ecuación de Henderson Hasselbalch, seria una acidosis. En esta condición, podemos pensar que el sistema respiratorio es el comprometido.

Es una acidosis respiratoria.

Si el pH esta < 7.35 y $PaCO_2$ normal, posible la acidosis no sea de origen respiratorio.

c. **Determinar el compromiso metabólico:**

Para evaluar el compromiso metabólico debemos considerar el HCO_3 plasmático, porque el HCO_3 plasmático es controlado por factores no respiratorios.

El valor normal HCO_3 plasmático es de 22 a 26 mEq/L.

Entonces nuevamente observamos el pH y lo relacionamos con el HCO_3:

Si el pH esta < 7.35 (acidosis) y HCO_3- < 22mEq/L (acidosis), hay compromiso metabólico y seria una acidosis metabólica.

Si el HCO_3 esta normal, la acidosis NO tendría componente metabólico.

d. Evaluación por compensación:

Una vez definido compromiso respiratorio o metabólico, debemos observar si hay un grado de compensación o no. Esta compensación puede ser completa, si el pH esta dentro de límites normales o parcial si el pH estaría fuera de dichos límites normales pero con tendencia a valores normales.

Ejemplo: pH   7.32   acidotico
               PCO_2 50   acidotico
               HCO_3 29   alcalino

Diagnostico: Acidosis respiratoria parcialmente compensada

Ejemplo: pH   7.49   alcalosis
               PCO_2 47   acidotico
               HCO_3 30   alcalino

Diagnostico: Alcalosis metabólica parcialmente compensada

Otra condición seria una combinación mixta respiratoria metabólica, y es cuando ambos CO_2 y HCO_3 contribuyen al problema.

Ejemplo: pH   7.54   alcalosis
               PCO_2 31   alcalosis
               HCO_3 29   alcalosis

Diagnostico: Alcalosis respiratoria y metabólica mixta.

Anormalidades Acido Básicas:

Acidosis Respiratoria

Acidosis respiratoria es el proceso fisiológico primario que causa aumento del $PaCO_2$ llamado hipercapnia (el pH disminuye).

Con pulmones normales, las causas de acidosis respiratoria pueden ser:

Del CNS:	anestesia, sedación, uso de narcóticos.
Enfermedades neuromusculares:	poliomielitis, Myastenia Gravis, Guillain Barre.
Trauma:	de la masa encefálica, de la pared torácica.
Desordenes restrictivos:	cifoscoliosis, obesidad.

Con pulmones anormales hay que tener en cuenta:
Enfermedad pulmonar obstructiva crónica (EPOC),
Obstrucción aguda de vías aéreas.

Alcalosis respiratoria

Es el proceso fisiológico primario que origina una disminución $PaCO_2$ y un aumento del pH.

Con pulmones normales, los causales pueden ser:
Ansiedad, fiebre, drogas estimulantes, dolor, sepsis, reacción a la altura.
Con pulmones anormales, se puede presentar en:
Hipoxemia, asma agudo, neumonía, edema pulmonar.

Acidosis metabólica

En este proceso fisiológico hay una disminución del bicarbonato plasmático que disminuye el pH sanguíneo.

Con el anión gap normal y con perdida de bases tenemos como ejemplos: diarrea, fistula pancreática, acidosis tubular renal, nutrición parenteral.

Con Anión Gap aumentado (metabolismo afectado): pensar en ketoacidosis diabética, ketoacidosis alcohólica, acidosis láctica, insuficiencia renal, inducción por drogas o químicos (salicilatos, metanol, acido acético).

Alcalosis metabólica

En este proceso hay un aumento del bicarbonato sanguíneo, se puede presentar tanto con:

Aumento de bases: ingesta de HCO_3 Hipocloremia, con el uso de diuréticos o

Perdida de ácidos: vomito severo, succión naso gástrica, deficiencia de potasio.

Observaciones

En la evaluación de la condición acido-básica, hay que tomar en cuenta algunas patologías:

Anemia: el paciente con anemia puede presentar hipoxia, arritmias (PVC's), taquicardia, angustia, pero no cianosis. Incluso PaO_2 y SaO_2 pueden estar normales. El tratamiento es restaurar niveles adecuados de Hb.

Envenenamiento con CO: el paciente con envenenamiento con CO puede presentar un ABG aparentemente normal (SaO_2 es calculado). Si se sospecha, la mejor indicación es observar CO Hb con el CO-oximetro. La terapia recomendable es 100% de O_2 o cámara hiperbatica.

Pacientes con enfermedad pulmonar obstructiva crónica (EPOC), presentan características significativas, ejemplo: ABG muestra acidosis respiratoria (crónica) compensada con hipoxemia, por ejemplo: pH= 7.36, $PaCO_2$ = 62, PaO_2 = 58 y HCO_3 = 36.

El oxigeno suplementario debiera ser usado con mucha precaución, especialmente en estos pacientes con cuadro de hipercapnia crónica (EPOC). Si en estos pacientes elevamos el PaO_2, puede resultar perjudicial con depresión respiratoria, al eliminarse el estimulo hipoxico respiratorio. La depresión respiratoria empeora con mayor retención de CO_2 y acidosis respiratoria. El PaO_2 debe mantenerse entre 50 y 55 mmHg con flujo bajo de O_2. El riesgo de hipoxia tisular en estos pacientes es relativamente menor a estos niveles de PaO_2, porque la curva de disociación de Hb usualmente esta desviada a la derecha, donde se facilita mas la distribución de las moléculas de O_2 a los capilares sistémicos. Pacientes llegan a mostrar cansancio, letargo hasta no responder a estímulos. Pueden llegar a presentar una falla respiratoria aguda debido al nivel alto de O_2, el tratamiento no es indicar ventilación mecánica sino reducir el FiO_2.

El sistema respiratorio tiene un rol vital en la regulación acido-básica, porque controla la ventilación y los niveles de dióxido de carbón en la sangre. Este control esta mediado por estructuras neurológicas, tanto central como periféricas, que son sensitivas a los niveles sanguíneos de dióxido de carbón, pH y oxigeno. El control del CO_2 esta íntimamente ligado al mantenimiento del balance acido- básico. De igual manera es importante el rol de la ventilación interactuando con la función renal, en el proceso de restauración y compensación de la homeostasis del pH.

B. Pruebas de Función Pulmonar (PFP)

    1. Definición:

El número de pacientes que están siendo afectados en su sistema respiratorio va incrementándose en los últimos tiempos. Esto es debido principalmente a factores ambientales como la polución, el tabaco, y la contaminación ocupacional– industrial. El inicio de estas enfermedades pulmonares es insidioso y debemos concentrarnos en una prevención, estudios tempranos y tratamiento respectivo.

La prueba de espirometria es la herramienta básica que nos permitirá evaluar la condición respiratoria del paciente. Obtenidos los resultados, los relacionamos clínicamente a la condición respiratoria y para lo cual nos hacemos las siguientes preguntas:

> Existe una anormalidad respiratoria funcional en el paciente?
> En que grado de anormalidad se encuentra?
> Es su origen agudo o crónico?
> Es el grado de anormalidad reversible?
> Cual es la etiología y diagnostico de esta anormalidad?

2. Indicaciones Prueba Función Pulmonar (PFP):

Podemos mencionar las siguientes:

Evaluar la presencia de enfermedad pulmonar.
Evaluar severidad y progresión de enfermedad pulmonar diagnosticada.
Para diagnostico y diferenciación de enfermedad pulmonar, ya sea obstructiva o restrictiva.
Evaluar el resultado de tratamiento aplicado al paciente.
Evaluar grado de deficiencia respiratoria.
Evaluar complicaciones post operatorias.

3. Contraindicaciones.

Ponemos a consideración las siguientes patologías:

> Enfermedad contagiosa (TBC)
> Neumotórax
> Aneurismas
> Hernias (ej. hernia diafragmática)

Angina o infarto de miocardio reciente
Reciente cirugía torácica o abdominal

4. **Espirometria**

Esta prueba de función pulmonar incluye las mediciones de los volúmenes y capacidades pulmonares, el mecanismo de sus vías aéreas y la capacidad de difusión del pulmón. Los resultados pueden ayudar en el diagnostico de enfermedad e incluye los patrones que involucran a patología obstructiva y restrictiva del pulmón.

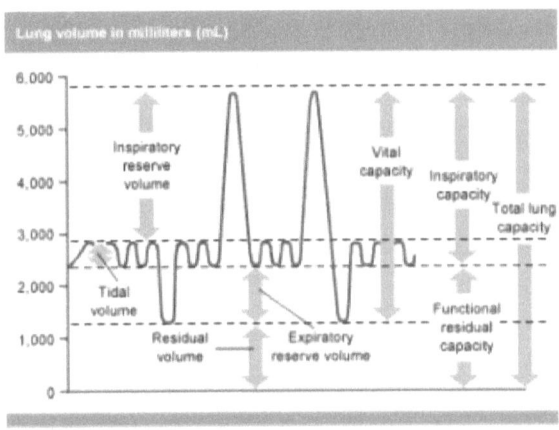

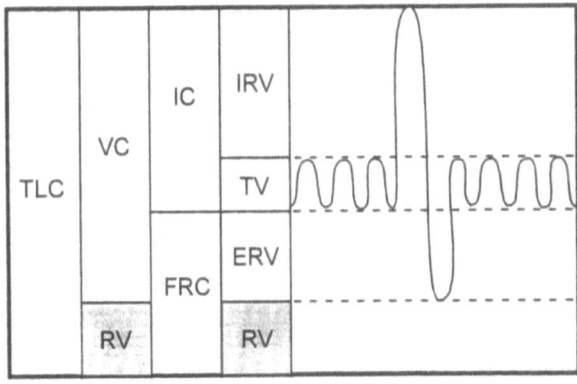

Figura 21: Volúmenes y Capacidades Pulmonares.

Terminología

Volúmenes pulmonares
- RV   volumen residual
- ERV   volumen de reserva espiratoria
- Vt   volumen tidal
- IRV   volumen de reserve inspiratoria

Capacidades pulmonares
- TLC   capacidad pulmonar total (RV+ ERV+ Vt+ IRV)
- VC   capacidad vital (ERV+ Vt+ IRV)
- FRC   capacidad residual funcional (RV+ERV)
- IC   capacidad inspiratoria (IRV+VT)

Pruebas Obtenidas de la Espirometria

VC: capacidad vital, paciente realiza máxima inspiración, seguida por máxima espiración sin esfuerzo. Si la VC esta disminuida, indica volúmenes pulmonares disminuidos y se le considera el mayor indicador de enfermedad restrictiva.

FVC: es la capacidad vital forzada, máximo volumen de gas exhalado con toda la fuerza y velocidad posible después de una máxima inspiración. Normalmente se exhale entre 4-6 segundos. Esta disminuida tanto en patología obstructiva y restrictiva.

FEV1: máximo volumen espiratorio en el primer segundo. Se expresa como porcentaje de FVC.

FEV1/ FVC: Normal > 80% Puede estar disminuido en enfermedad obstructiva. Es el mayor indicador de enfermedad obstructiva.

PEF: flujo espiratorio máximo, para medir el grado de bronco espasmo en pacientes asmáticos.

MVV: ventilación voluntaria máxima que se realiza en 12-15 segundos. Se mide el mecanismo muscular de la respiración.

Midiendo FRC, RV y TLC:

Porque el volumen de reserva (RV) no puede ser exhalado, no puede ser medido por la espirometria. Por ello, FRC es medido por métodos no espirómetros como la prueba de He diluido, la prueba de lavado de N2 o pletismografia, donde RV y TLC pueden ser calculados.

RV = FRC - ERV
TLC = FRC + RV

5. Otras pruebas afines:

- **Dilución de Helió** (circuito cerrado)
Paciente respire gas con 10% He, 21% O_2, el resto N2 hasta que el equilibrio ocurra y el FRC es calculado. Toma 7 minutos, si es mas tiempo puede ser patología de obstrucción.

- **Lavado de N2** (circuito abierto)
Paciente inhala 100% de O_2 por 7 minutos hasta que el N2 sea eliminado de los pulmones menos del 1%. Si se requiere más de 7 min, cuadro obstructivo estaría presente.

- **Pletismografia**
Paciente se ubica dentro de una cámara cerrada y respira contra artefacto oral ocluido mientras presiones y volúmenes son medidos.

- **Curva Flujo – volumen (F-V loop)**
El FVC es expuesta como espirograma flujo-volumen, a menudo referido como "curva flujo- volumen". Donde una forzada capacidad vital espiratoria es seguida por una forzada capacidad vital inspiratoria.

"CurvaF-V" es útil porque ciertas enfermedades producen formas características de presentación.

"Curva F-V", es una alternativa para presentar los resultados de la espirometria.

- **Espirometria antes y después del uso de broncodilatador:**
  Después de obtener espirometria basal, se administra un agonista B2 nebulizador y luego de 15-30 minutos se repite la prueba. Si aumenta FEV1 > 12 - 15% y > 200 ml indica que la obstrucción via aérea es reversible (por ej., consistente con un cuadro de asma).

- **Provocación bronquial:**
  Después de obtener espirometria basal, paciente inhala bronco constrictor, como la meta colina y la espirometria es repetida. Si disminuye FEV1 > 20% debajo dato basal, es prueba positiva para hiperactividad vías aéreas.

6. Propósito de las pruebas funcionales pulmonares

El propósito de las pruebas pulmonares funcionales es evaluar el trabajo respiratorio del paciente. Con este objetivo estamos interesados en dos aspectos: adaptabilidad y resistencia de los pulmones.

a. **Adaptabilidad o compliance**

$$\text{Adaptabilidad} = V/P \quad \text{o} \quad V = \text{adaptabilidad} \times P$$

Cuando un paciente pone su máximo esfuerzo y la presión llega a ser una constante, cualquier reducción en los volúmenes pulmonares indicaria una reducción de la compliance.

Cambios en adaptabilidad o compliance deben ser correlacionados clínicamente. Por lo que en el orden de evaluar compliance pulmonar debemos medir los volúmenes pulmonares.

b. **Resistencia**

Resistencia = P / V presión/ flujo o V = presión / Resistencia vías aéreas

Cuando paciente realiza su máximo esfuerzo, y la presión llega a ser una constante, cualquier reducción en el flujo es resultado del aumento de la resistencia de las vías aéreas.

Los cambios en la resistencia deben ser correlacionados clínicamente. Por ello, para evaluar las vías aéreas debemos medir el flujo aéreo.

Enfermedad restrictiva: Es una condición patológica que limita la expansión de los pulmones y da como resultado una disminución de los volúmenes pulmonares (TLC, FRC, RV).

Enfermedad obstructiva: Cualquier condición que cause obstrucción del flujo de aire (aumento de la resistencia vías aéreas) y resulta en una disminución del flujo espiratorio.

7. Espirometria – Curva FVC

Espirometria es la evaluación de las funciones pulmonares usando el espirómetro. Este es un instrumento que va a medir los volúmenes o flujos pulmonares. En este proceso, el individuo es instruido a inspirar tan profundo como pueda, para luego exhalar el aire con fuerza, rapidez y que mantenga este esfuerzo el mayor tiempo posible. Espirometria es medir la habilidad de los pulmones de movilizar grandes volúmenes de aire de manera rápida y así poder identificar cuadro de nivel de obstrucción de las vías aéreas.

El trazo a obtener compara el volumen espirado con el tiempo utilizado.

La **FVC**: capacidad vital forzada, es la prueba mas comúnmente usada, así se obtienen mayores datos. El paciente espira el máximo volumen luego de una inspiración máxima forzada. Esta prueba provee los índices de flujo usados para evaluar una condición obstructiva.

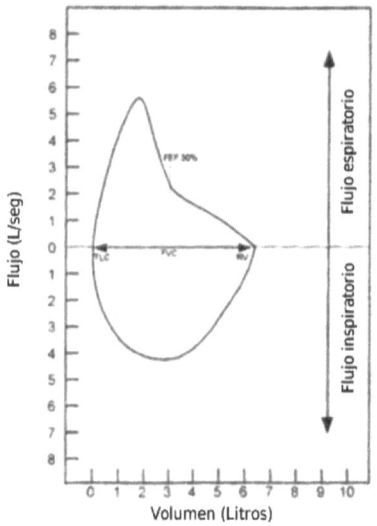

Figura 22: FVC: Relacion Volumen – Flujo

Los siguientes parámetros pueden ser obtenidos de la curva FVC:

MVV: brinda información relacionada a las vías aéreas grandes.

FVC: puede estar disminuida en presencia de aire atrapado.

FEV1: relacionado a vías aéreas grandes. Es volumen espiratorio forzado en 1 segundo.

FEV1 / FVC – FEV1: persona normal debe eliminar 75% de aire en un segundo. Puede estar reducido en patología obstructiva e incrementada en patología restrictiva.

FEV3: relacionado a vías aéreas menores. Es volumen espiratorio forzado en 3 segundos.

FEV3 / FVC – FEV3; la persona normal debe eliminar el 95% de su aire en 3 segundos.

FEF 200-1200: flujo espiratorio forzado, no se obtiene si individuo tiene reducido VC < 1.2L.

FEF 25% - 75%: provee información de vías aéreas menores.

PEFR: índice de flujo espiratorio máximo relacionado a vías aéreas grandes y dependiendo del esfuerzo del paciente.

VC: paciente luego de una máxima inspiración realiza una máxima espiración sin esfuerzo.

"Volúmenes pulmonares disminuidos indican enfermedad RESTRICTIVA"

"Disminución de capacidad vital (VC) es el mayor indicador de enfermedad RESTRICTIVA".

"El FEV1 es el mayor indicador para monitorear enfermedad OBSTRUCTIVA".

"Disminución FEV1 / FVC es el mejor indicador de enfermedad OBSTRUCTIVA".

MVV: ventilación voluntaria máxima es el máximo volumen y frecuencia que se puede respirar por minuto en un esfuerzo voluntario. Se realiza en 12- 15 segundos. Mide el mecanismo muscular de la respiración. Se halla disminuido en enfermedad obstructiva, aumento de la resistencia de vías aéreas, debilidad muscular, disminución de compliance, poco esfuerzo del paciente.

8. Capacidad de difusión del Pulmón (DLCO)

DLCO es una prueba para medir la efectividad de los pulmones en el intercambio gaseoso en la membrana alveolo- capilar, El monóxido de carbono (CO) es el gas generalmente usado para medir la capacidad de difusión Valor normal es de 40 ml/ min / mmHg, para un hombre de 20 anos de edad, saludable. Disminuido en fibrosis pulmonar, sarcoidosis, ARDS, edema pulmonar, enfisema.

Factores a considerar tenemos:

El área de superficie de la membrana, el grosor de la misma; el volumen sanguíneo y flujo en los capilares pulmonares, el hematocrito, el coeficiente de difusión del gas y la distribución del gas inhalado.

Algunas indicaciones de DLCO a mencionar:

- Evaluación y seguimiento de enfermedades parenquimales pulmonares (fibrosis, asbestosis).
- Evaluación y seguimiento de enfisema, de fibrosis quística.
- Cuantificación e importancia de incapacidad respiratoria del paciente.
- Evaluación de enfermedad cardiovascular, trombo embolismo, hipertensión pulmonar.
- Evaluación de efectos de quimioterapia o de drogas que provocarían disfunción pulmonar.

Observaciones de las pruebas de función pulmonar:

Las pruebas de función pulmonar nos permiten tener información por la cual podemos\ diferenciar por ejemplo, las enfermedades pulmonares de origen obstructivo y restrictivo. Las principales patologías pulmonares obstructivas a considerar son aquellas que causan disnea y muestran un patrón característico obstructivo en las prueba funcional pulmonar. Esta prueba donde midiendo la capacidad vital forzada (FRC), obtenemos un valor disminuido del FEV1/FVC (< 75%) que es el mejor indicador de una enfermedad obstructiva.

Dentro de este grupo de enfermedades obstructivas tenemos: Enfermedades pulmonares obstructivas crónicas (EPOC): como bronquitis crónica, bronquiolitis crónica, enfisema. Estas enfermedades tienen características clínicas, radiológicas, fisiológicas comunes y lo más interesante, se pueden presentar en un mismo paciente. Otras enfermedades obstructivas tenemos el asma, bronquiectasias, fibrosis quística. Este grupo de enfermedades son comunes y a pesar de nuevas drogas, broncodilatadores, anti inflamatorios su incidencia aun no se ha podido reducir sustancialmente.

En el grupo de enfermedades restrictivas, consideramos aquellas que tienen su capacidad pulmonar reducida, debido anormalidades en la pared torácica o esquelética como la cifoscoliosis, o enfermedades del intersticio o del parénquima pulmonar.

En la prueba funcional pulmonar, la capacidad vital (VC) dará indicación de los volúmenes y servirá para medir la enfermedad restrictiva. La disminución de volúmenes indicara enfermedad restrictiva, siendo la disminución de la VC el mejor indicador de un proceso restrictivo. Ejemplos de este grupo tenemos la insuficiencia respiratoria aguda, fibrosis pulmonar, sarcoidosis, enfermedades neuro musculares, deformidades del tórax, pleurales, etc.

Cuadro Comparativo entre enfermedades pulmonares obstructiva y restrictiva

Característica	Obstructiva	Restrictiva
Anatomía afectada	Vías aéreas	Parénquima pulmonar Funciona torácica
Fase de dificultad	Respiratoria espiración	Inspiración
Fisiopatología	Aumento resistencia de vías aéreas	Disminución de la compliance pulmón/tórax
Mediciones útiles	Índice de flujo	Volumen/capacidad

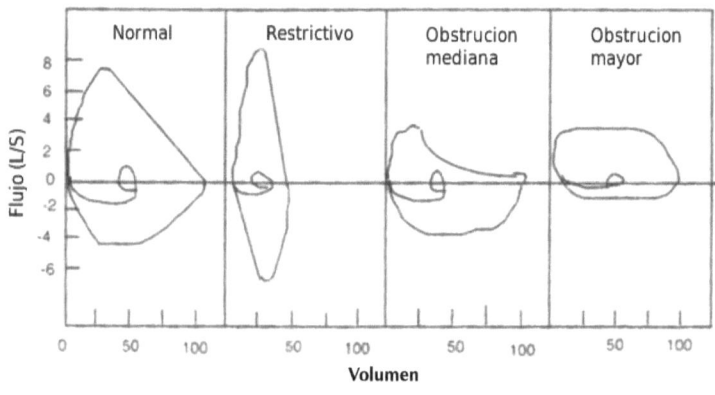

Figura 23: Diagnostico Curva Flujo- Volumen

9. Resultados de las Prueba Pulmonar Funcional:

Valores normales pronosticables: Los valores obtenidos son comparados con los valores pronosticables de cada paciente y es expresado en porcentaje. Los valores de pronóstico se basan: en edad, peso y sexo. La severidad de la condición pulmonar basado en el porcentaje del valor normal pronosticado lo mostramos en el siguiente cuadro:

De 80 - 100%	del valor pronosticable	estudio normal.
De 60 - 79%	del valor pronosticable	patología mediana.
De 40 - 59 %	del valor pronosticable	patología moderada
< 40%	del valor pronosticable	patología severa

Las pruebas de función pulmonar nos proporcionan una información valiosa de los componentes del intercambio gaseoso, ayudan en el diagnostico de patologías pulmonares como las relacionadas a cuadros obstructivos o restrictivos. Todo ello nos permite poder conocer mejor la condición del paciente, evaluar su tratamiento y el resultado del mismo.

Preguntas

1. El ABG de un paciente muestra pH= 7.34, $PaCO_2$= 53 mmHg, PaO_2= 68 mmHg, HCO_3^- =27 mEq/L, cual de las siguientes interpretaciones correlacionan con estos resultados?

    a. alcalosis respiratoria parcialmente compensada
    b. alcalosis metabólica no compensada
    c. acidosis metabólica compensada
    d. acidosis respiratoria parcialmente compensada

2. Hipercapnia permitida puede ser beneficiosa para un paciente con cual de lo siguiente?

    a. presión de plateau elevada
    b. lesión intracraneana
    c. hipertensión pulmonar
    d. trauma encefálico

3. Que efecto tiene PEEP en ambos PaO_2 y $PaCO_2$?

    a. ambas deben incrementarse
    b. PaO_2 debe incrementarse y $PaCO_2$ debe disminuir
    c. ambos deben disminuir
    d. $PaCO_2$ no se modifica y PaO_2 debe incrementarse

4. Paciente adulto asmático realiza cada mañana antes de ir a trabajar la prueba de "peak flow (máximo flujo). El resultado de esta mañana fue de 600 L/min. De acuerdo a esta información el paciente debe:

    a. repetir la prueba
    b. aumentar de 2 inhalaciones de albuterol a 4 inhalaciones

c. informar a su medico del resultado disminuido del peak flow
   d. mantener su régimen diario normal

5. La superjeringa es usada para calibrar cual de los siguientes elementos?

   a. analizador de gases arteriales
   b. CO oximetro
   c. espirómetro
   d. neumotacometro

Respuestas: 1. D, 2. A, 3. D, 4. D, 5. C

SECCION V

TERAPIA RESPIRATORIA

A. TERAPIA HUMIDIFICADORA

1. DEFINICIONES

Terapia humidificadora es cuando se agrega vapor de agua y algunas veces calor al gas que se inspira. Los cambios de temperatura y humedad son funciones del tracto respiratorio superior, en fosas nasales principalmente. El aire inspirado ingresa por la nariz, aire caliente que se evapora (evaporación) en contacto con la superficie húmeda de la mucosa enfriándose esta. Durante la exhalación, el aire espirado transfiere el calor de regreso a la mucosa fria de la tráquea y nariz y se produce condensación por la reabsorción del agua a la mucosa (rehidratación). En ambientes fríos, la condensación puede superar a la habilidad de la mucosa de reabsorber agua resultando en una congestión (moqueo) nasal constante.

Las indicaciones de terapia humidificadora incluye: el humedecer los gases medicinales, brindar humedad en los casos donde el tracto respiratorio superior ha sido evitado (ej. tubo endotraqueal en ventilación mecánica, paciente con traqueotomía). El objetivo es mantener las condiciones fisiológicas normales del tracto respiratorio. Si se utiliza gas en forma inapropiada, por un tiempo prolongado, la via aérea puede presentar hipotermia, disfunción mucociliar, destrucción del epitelio y atelectasia.

La cantidad de calor y humedad que requiere un paciente, depende del área donde se le va administrar, en nariz/boca por ejemplo, temperatura de 20-22 grados centígrados, en tráquea 32-35 grados centígrados. La humedad puede ser medida como humedad absoluta, presión parcial y humedad relativa.

La humedad absoluta es el agua real contenida en un gas. Usualmente medida como g/m3 o mg/ L.

Presión parcial: Como la humedad es vapor de agua, esta ejerce una presión, lo cual es la base para medir la humedad en un gas. Cuando la humedad o temperatura aumenta, la presión parcial del vapor de agua también aumenta.

Humedad relativa es el grado de contenido actual de vapor de agua en un gas, comparado a la capacidad del gas de contener agua a una determinada temperatura.

Humedad corporal es 44 mg/L de gas a temperatura del cuerpo de 37 grados centígrados.

Este valor es usado para calcular la humedad corporal de cualquier gas.

% humedad corporal = Contenido / 44 mg /L x 100

Ejemplo: con humedad absoluta de 18.0 mg/L y temperatura 98.8ºF, cual es la humedad relativa (HR)?

% HR = 18 / 44 x 100 = 40%

La humedad relativa es 40%.

Ahora bien, los factores físicos que intervienen en la función de humidificación son:

- Temperatura: el grado de evaporación aumenta con el aumento de la temperatura.
- Área de superficie: a mayor área de contacto entre el agua y el gas, mayor humidificación.
- Tiempo de contacto: a mayor tiempo de contacto, mayor grado de evaporación.

2. HUMIDIFICADORES

Humidificador es un dispositivo que agrega moléculas de agua a un gas. La administración de gas humidificado ya sea frio o caliente, puede estar acompañado con la administración de oxigeno. Primariamente esta indicado para tratamiento de las vías respiratorias superiores.

Agua estéril en aerosol es usualmente utilizada para minimizar la deficiencia de humedad cuando las vías aéreas superiores han sido evitadas o por presencia de inflamación o edema de las vías aéreas.

Tipos de humidificadores

Humidificadores simples: son aquellos artefactos que no utilizan calor, solo agregan humedad al gas, la nariz colabora en completar este proceso de humidificación. Simple humidificadores tenemos:

- "Pass-Over" o "blow by":
  Es una unidad donde el gas se evapora al pasar sobre una superficie acuosa y el flujo se dirige al paciente.

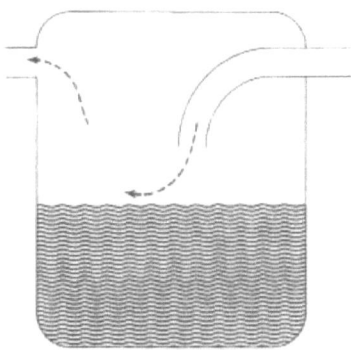

Figura 24: Humidificador" blow by", el gas es dirigido sobre la superficie de agua y luego fuera de la unidad.

- El humidificador de burbujas:
  El gas es dirigido debajo de la superficie de agua y las burbujas de gas regresan a la superficie del agua y las burbujas son dirigidas fuera de la unidad hacia el paciente.

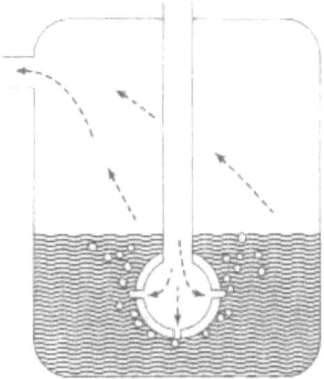

Figura 25: Humidificador de burbujas

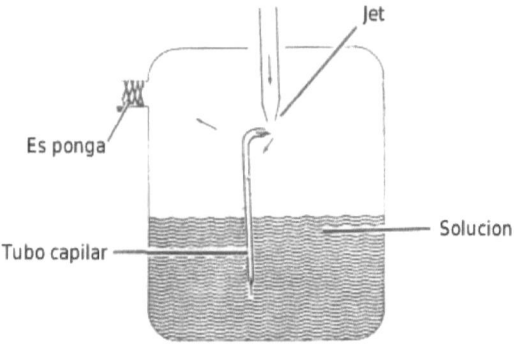

Figura 26: Humidificador tipo "Turbo – Jet"

Producen aerosol utilizando el principio de Bernoulli. Aplicando un dispositivo (bafle) con lo cual las partículas son removidas o evaporadas antes de salir de la unidad. En este tipo de unidad aumenta tanto el tiempo, como el contacto del área de superficie de contacto gas- agua, en comparación al humidificador de burbujas. Hay humidificadores turbo que se utilizan bajo el agua, pero el grado de contaminación es muy alto.

- Humidificadores térmicos

El calor también puede ser usado para mejorar la eficiencia del humidificador. Tener en cuenta que se requiere cien por ciento de humidificación en pacientes cuya via aérea superior ha sido evitada, ya sea por un tubo endotraqueal o una traqueotomía. Los humidificadores térmicos son más eficientes en resultados de vaporización. Ejemplos de humidificador térmicos:

- Bennett Cascada
- Humidificadores Wick: Puede originar 100% de humedad corporal (44mg/L). Ofrece menor riesgo de contaminación, o de infección nosocomial.
- Circuitos con cable térmico: ayuda al ventilador a disminuir la condensación del circuito. Mantiene la temperatura con el circuito y la temperatura del humidificador térmico.

"Nariz artificial" – "Heat Moisture Exchanger". (HME):

Produce intercambio de humedad y calor. Utilizado en el circuito del ventilador. Puede ocasionar un pequeño espacio muerto. Puede provocar aumento de presión debido a acumular exceso de agua en el circuito. El HME debe removerse del circuito al aplicarse terapia con aerosol.

Uso del HME es temporal y corto periodo tiempo (<48hrs). Cuando el HME es usado, este debe ser cambiado de acuerdo a las especificaciones de la manufactura y obviamente cuando esta contaminado o mal funcionando. La humidificación es requerida durante el soporte ventilatorio. El HME debe proveer un minimo de 30 mg/L de vapor de agua con una temperatura de 30 C o más.

Limitaciones al uso del HME:

- Relativamente contraindicado en pacientes que presenten gran cantidad de secreciones y que el tiempo de terapia con ventilación mecánica sea prolongado (>48 horas).
- Su volumen interno actúa como un espacio muerto.
- Aumenta resistencia a la respiración.
- Puede ocluir el circuito ventilatorio.
- Puede producir perdida de aire (leak) durante la ventilación mecánica.

3. INDICACIONES DE LOS HUMIDIFICADORES

- Cuando las vías aéreas superiores han sido evitadas.
- Cuando el paciente muestra signo de humedad deficiente, como tos seca, no productiva, hay abundantes secreciones espesas que provocan aumento de la resistencia al flujo y atelectasia.
- La presencia de edema de la via aérea superior: laringotraqueobronquitis, edema de la subglotis, edema post extubacion.
- La presencia de estridor.

4. LOS OBJETIVOS TERAPEUTICOS SON:

- Prevenir la sequedad de la mucosa y secreciones.
- Mantener una normal acción mucociliar.
- Reducir la perdida de agua insensible.
- Disminuir el trabajo respiratorio, mejorar la saturación de O_2.

5. COMPLICACIONES DE LOS HUMIDIFICADORES

- El incremento de secreciones poco hidratadas pueden obstruir la via aérea. Paciente puede presentar disnea, insuficiencia respiratoria.
- Problema de contaminación, paciente muestra signos de infección.
- Probable presentación de espasmo bronquial.
- Sobre hidratación.
- La exposicion a agentes patogenos que se transmiten por via aérea, M. tuberculosis por ejemplo.
- El aumento de concentracion de la droga y los efectos secundarios de la misma.

Ante cualquier efecto adverso se debe detener el tratamiento, hacer una evaluación y realizar los ajustes respectivos.

Humidificadores durante la ventilación mecánica pueden provocar complicaciones, como hipo ventilación y aumento del trabajo respiratorio, ocasionado por la obstrucción de secreciones, problemas relacionados a la condensación (agua en los circuitos), ocasionando aumento de presiones, trastornos de coordinación ventilador- paciente.

B. NEBULIZADORES- AEROSOLES

1. Definición:

Aerosol es la suspensión de partículas liquidas o solidas en un gas. La medición es en micrones (u), por ejemplo en el tracto respiratorio distal las partículas deben ser pequeñas, para lo cual se administran con nebulizadores. Por ejemplo, para llegar a los bronquiolos el tamaño de las partículas serian de 3 a 5 micrones.

Tamaño de la partícula de aerosol y su disponibilidad en la via aérea

Tamaño de partícula (u)	Ubicación en tracto respiratorio
100	no entra al tracto
5-100	atrapa en la nariz
2-5	en algún lugar próximo alveolo (bronquiolos)
1-2	puede en alveolo 95-100%
0.25-1	estable en alveolo

2. Tipos de nebulizadores

Los aerosoles son producidos para su uso en terapia respiratoria en los llamados nebulizadores. Existen una variedad de estos nebulizadores, mencionamos los siguientes:

- Nebulizadores a turbo o jet: Estos dispositivos aplican el principio de Bernoulli.

- Nebulizadores de volumen pequeño (SVN).

Aquellos que tienen un reservorio pequeño para el medicamento < 10 ml, son los denominados nebulizadores de volumen pequeño (SVN). Son usados para nebulizar pequeñas dosis de medicación. Requieren de una fuente de presión de gas.

Usualmente se administra > 4 ml a un flujo de 6 a 8 L/min.

Instruir al paciente a que respire por la boca y despacio, a un volumen tidal normal.

Golpear suavemente el nebulizador en forma intermitente para minimizar el volumen residual y continuar hasta cuando no mas aerosol sea producido.

- El nebulizador de gran volumen (LVN).

Cumplen la misma función que los SVN, solo que a mayor escala. Para una nebulización continua, para evitar dar tratamientos cortos con el SVN como en una crisis asmática.

Por ejemplo tenemos el nebulizador **HEART** que tiene una reserva de 240 ml y produce aerosoles entre 2.2 y 3.5 u.

Un inconveniente en el tratamiento continuo de broncodilatadores es el aumento de concentración de la droga, por ello la observación del paciente es indispensable.

Otro nebulizador de volumen grande es el generador aerosol de partículas pequeñas **SPAG**, el cual es usado exclusivamente para la administración de RIBAVIRIN, para la infección viral sincitial respiratoria (RSV) en niños.

Los nebulizadores de gran volumen, pueden ser usados para administrar agua estéril o soluciones hipotónicas, isotónicas o hipertónicas en forma de aerosoles al tracto respiratorio alto. Las indicaciones son para disminuir las posibilidades de edema (post extubacion, edema subglotico) o déficit de humidificación (paciente con traqueotomía). Ante incremento de secreciones se puede agregar aditivo térmico. Las unidades nebulizadoras ya disponen la opción de FiO_2 de 21 a 100%. Complicaciones a considerar son las infecciones, sobre hidratación, exposición a gérmenes patógenos (TBC).

- Nebulizadores ultrasónicos (USN)

En los cuales un signo eléctrico es usado para producir vibraciones de alta frecuencia en un reservorio de fluido. Estas vibraciones disuelven el fluido en partículas de aerosol, usualmente en el rango de 1.3 a 1.4 megaciclos/ segundo., el tamaño de las partículas van de 0.1 a 10 micrones. Ejemplos de nebulizadores ultrasónicos tenemos Devibiss, Pulmosonic, Monaghan.

Su aplicación es administrar la solución, agua estéril o salina, a un área distal del pulmón, para hidratar las secreciones, para inducir secreciones (saliva). Puede provocar sobre hidratación o espasmo bronquial.

3. Indicaciones de los Nebulizadores

Las indicaciones generales a considerar tenemos:

Que el cuadro obstructivo sea reversible.
Reducir trabajo respiratorio: reduciendo disnea, el trabajo de músculos accesorios, retracciones, taquicardia, taquipnea.
Administrar sustancias mucoliticas
Para profilaxis, como cromolin sodio en asma.

4. Contraindicaciones:

Cuando paciente muestra hipersensibilidad a la medicación: mareos, temblor, nauseas, ansiedad, taquicardia.

Cuando se indica la orden medica de estos elementos, esta debe incluir:

Tipo de terapia, nombre y concentración del producto

Frecuencia
Nombre y tipo de diluyente si es usado
FiO_2 cuando es apropiado
Metas y objetivos del tratamiento.

Si el paciente requiere el uso con una frecuencia de 2 horas o menos debiera ser transferido a unidad de cuidados intensivos.

5. INHALADORES DE DOSIS MEDIDAS (MDI)

Inhaladores de dosis medidas utilizan un cartucho a presión para la administración de dosis exactas de droga en aerosol.

Paciente agita previamente el dispositivo, luego inhala lentamente mientras acciona el dispositivo. El paciente contiene la respiración brevemente para permitir su distribución.

La presentación de tos implica que el aerosol ha sido depositado en la via aérea.

Para este tratamiento se necesita la cooperación del paciente y obviamente de entendimiento del procedimiento.

Para mejorar la eficacia del MDI se dispone de cámaras espaciadoras (spacers) que permiten que las partículas grandes se adhieran a las paredes de este dispositivo y disminuye la deposición de estas partículas en la cavidad oral. El paciente debe entender y controlar el uso de este procedimiento.

MDI puede ser usado en pacientes con ventilación mecánica.

Ventajas:

MDIs son portátiles y compactos.
La administración de la droga es eficiente.
El tiempo de tratamiento es corto.

Desventajas:

- La participación y coordinación del paciente es básica.
- La concentración de la droga es fija.
- Dificultad de determinar con precisión la dosificación usada.
- Puede aspirarse partículas extrañas.

6. INHALADOR –PULVERIZADOR (DPI)

DPI es un dispositivo similar al MDI, sin embargo administran la droga en partículas espolvoreadas no liquidas.

DPI son prácticos, pequeños y portátiles. Lo importante en su uso y eficacia es que el paciente pueda inspirar lo suficiente para activar el mecanismo y recibir la medicación.

Paciente a diferencia del MDI, debe inspirar con mayor fuerza, la exhalación sigue siendo normal.

Se aconseja mantener el DPI en ambiente seco para evitar alteraciones en la medicación.

La administración de aerosoles implica que la medicación sea activa en el tracto respiratorio inferior. El dispositivo escogido debe producir partículas de un promedio de 2- 5 micrones. Las indicaciones de tratamiento incluyen agentes beta adrenérgicos, anti colinérgicos, anti inflamatorios, mucoliticos, etc.

GUIA PARA EL USO DIFERENCIAL DE AEROSOLES

Nebulizador- aplicar si un individuo:
- No es capaz de seguir instrucciones o estar alerta
- Tiene una pobre capacidad inspiratoria
- Tiene un patrón respiratorio inestable (frecuencia de >25 rpm)

MDI usar en un individuo:
> Si puede entender y seguir las instrucciones en su uso
> Tenga una adecuada capacidad de inspiración
> Tenga capacidad de contener la respiración
> Tenga un patrón respiratorio estable.

DPI usar en un individuo
> Si tiene pobre coordinación en el uso de MDI
> Si tiene buena capacidad inspiratoria (poder inspirar con flujo alto) necesario por ejemplo productos como cromolin o albuterol.
> Que necesita un monitoreo en la terapia.

Preguntas:

1. Un paciente con neumonía severa esta con ventilación mecánica. El mas efectivo método para administrar antibiótico aerosolizado seria:

    a. MDI
    b. MDI con espaciador
    c. SVN
    d. DPI

2. El más efectivo método de "diluir" las secreciones y facilitar su succión es:

    a. acetilcisteina
    b. solución salina normal
    c. agua estéril
    d. broncodilatador

3. Terapista instruye al paciente en el uso de nebulizador de poco volumen (SVN) para ser usado 4 veces al día en la administración de broncodilatador en aerosol. Para evitar incidencia de infección nosocomial, el equipo debe ser limpiado cada:

    a. semana
    b. diario
    c. cada 2 días
    d. mensual

4. Terapista debe educar al paciente en la terapia broncodilatadora antes de la alta médica. Para evitar la transmisión de infecciones, el terapista debe instruir al paciente en el uso de:

    a. MDI
    b. nebulizador ultrasónico

c. nebulizador de poco volumen (SVN)
d. cámara de contención

5. La mayoría de las infecciones nosocomiales son adquiridas como resultado de:

    a. por vía aérea (tos, saliva)
    b. contacto directo
    c. equipo contaminado
    d. personal infectado

Respuestas: 1. C, 2. A, 3. B, 4. A, 5. B

SECCION VI

CUIDADOS DE LAS VIAS AEREAS

A. SUCCION

Las vías aéreas deben mantenerse viables y por tanto su cuidado merece una atención constante. La presencia de secreciones, cuerpos extraños, tumores, trauma, van ocasionar trastornos en la respiración. Disnea, hipoxemia, hipercapnia, atelectasia, infecciones son algunos de los efectos adversos. La terapia respiratoria comprende el uso de técnica de aspiración mecánica o succión. La succión aplica presión negativa (vacuum) por intermedio de un tubo colector flexible. Los objetivos son: mantener la via aérea permeable, estimular la tos y obtener muestra de esputo. Si se requiere remover cuerpos extraños, secreciones, masas tumorales de los bronquios principales hacerlo con la ayuda del broncoscopio.

INDICACIONES

- En los casos de obstrucción de vías aéreas (secreciones, cuerpos extraños).
- Para mantener la integridad y viabilidad de las vías aéreas
- Obtener muestras de secreciones para estudio respectivo
- En pacientes con trastornos neurológicos, ej. Parálisis de cuerdas vocales.

PELIGROS

- Puede provocar bradicardia por estimulación vagal.
- Inducir hipoxemia con lo que puede ocasionar taquicardia, arritmias.
- Ocasionar trauma, para evitarlo se debe utilizar la técnica adecuada
- Riesgo de infección si no se aplica técnica aséptica.
- Puede inducir elevación de presión endotraqueal.
- Cuadros de hipertensión – hipotensión se pueden presentar.
- Hemorragia, cuando se succiona mucosa de manera traumática.
- Atelectasia, sin buena técnica puede presentarse tapón mucoso que produce obstrucción.
- Interrumpe ventilación mecánica, afectando el mecanismo ventilatorio.

EQUIPAMIENTO

Fuente de succión- dispositivos que producen vacio (vacuum).
Presiones a usar en: adulto   - 100 a -120 mmHg
                       Pediatría   - 80 a -100 mmHg
                       Infantes   - 60 a -80 mmHg
Sistemas de succión y colección (contenedor):

Hay una variedad de catéteres, como el Coude, utilizado para aplicarlo en el bronquio izquierdo. El catéter de succión de sistema cerrado (Ballard), que permite al paciente recibir ventilación y oxigenación durante la succión. En relación al tamaño del catéter de succión este debe ser la mitad del diámetro interno del tubo endotraqueal por tres.

Tamaño catéter = diámetro interno / 2 x 3

Por ejemplo, cual seria el tamaño del catéter para succionar con un paciente que tiene un tubo endotraqueal # 8.0?

$$8.0 / 2 \times 3 = 12 \text{ Fr}$$

El tamaño del catéter debe ser el apropiado, si es de poco diámetro es mas dificultoso aspirar las secreciones. Los dispositivos de succión oral: deben usarse con técnicas asépticas en boca y oro faringe (Yankauer). También se agregan dispositivos de colección de secreciones para cultivo.

Consideraciones generales al succionar:

Tener presente la presión negativa que se usa, pudiera esta causar lesión en la mucosa (trauma, hemorragia, infección). Previo a succión hay que tener presente la saturación de O_2, si esta no es adecuada verificar el motivo, corregirlo y luego aplicar la succión, en otra situación, por ejemplo, si paciente esta con ventilación mecánica se recomienda FiO_2 de 100% previo a la succión.

Verificar las condiciones del sistema, del catéter, previo al proceso de succión. La frecuencia a succionar es cuando hay necesidad, no hay un horario fijo. La duración de la succión no más de 15 segundos.

Debe observarse al paciente antes, durante y después del procedimiento: signos vitales, saturación de O_2, patrón respiratorio, características del esputo (color, olor, cantidad, consistencia), auscultar ruidos respiratorios, presentes, características.

B. VENTILACION PRESION POSITIVA INTERMITENTE (IPPB)

IPPB es la aplicación intermitente de presión positiva a un paciente que respira en forma espontanea, y que se utiliza para tratamiento de corta duración, usualmente entre 15'-20'.

Considerando la guía practica de AARC (Respir Care 38: 1189, 1993) como referencia, mencionamos los siguientes criterios:

Indicaciones IPPB:

- La necesidad de mejorar la expansión pulmonar (tratar atelectasia).
- Administración de aeroles medicinales, en pacientes con debilidad neuromuscular o fatiga y en casos crónicos que ameritan ventilación no invasiva de soporte.
- Como medida de soporte ventilatorio no invasivo, de corto periodo de tiempo, en pacientes con hipercarbia por ejemplo. Es una alternativa a la intubación.

Contraindicaciones:

Neumotórax tensional, es una absoluta contraindicación.
Paciente hemodinamicamente no estable.
ICP > 15 mm Hg.
TBC activa, hemoptisis.
Cirugía facial, oral, del esófago.
Fistula traqueo esofágica.

Complicaciones:

Neumotórax, baro trauma, afecta retorno venoso.
Hiperventilación, hipocapnia.
Distensión gástrica.
Infección nosocomial.

El paciente debe estar bajo observación constante durante el tratamiento.

Procedimiento:

La maquina del IPPB debe regularse: la sensibilidad, la presión máxima, el flujo, FiO_2, relación I: E.

En cuanto al paciente debe observarse: la frecuencia respiratoria, la presión del flujo, saturación, ritmo cardiaco y pulso, presión arterial, estado mental, color de la piel.

Notar tipo de secreciones, cantidad, color; observar ICP muy cuidadosamente. Luego del tratamiento hacer su evaluación y verificar el resultado del mismo, el comportamiento del paciente, de sus secreciones, sus ruidos respiratorios, mejoramiento de la oxigenación, ver radiografía de tórax. Tomar las medidas de higiene y de precaución de infecciones, siguiendo las pautas adecuadas, desde lavado de manos hasta métodos de aislamiento indicados.

En relación al inicio del tratamiento, se explica al paciente el procedimiento, luego debe estar confortable, en posición sentada si es posible. Tratar de mantener el circuito sin perdida de aire, (se utiliza clips para la nariz usualmente), y la pieza oral debe estar detrás de los labios, manteniendo cerrada la boca y evitando perdida de aire.

La maquina debe iniciar su función con el mínimo esfuerzo del paciente. La sensibilidad de inicio seria de 1 a 2 cm H_2O. La presión entre 10 a 15 cm H_2O. El flujo debe ser bajo en principio y adecuarlo al patrón ventilatorio del paciente. Este patrón seria de 6 respiraciones por minuto, a una relación I: E de 1:3, 1:4 o menor, obviamente de acuerdo a cada paciente.

Una recomendación significativa es que si se presenta alguna respuesta adversa, se debe detener el procedimiento, evaluar y estabilizar la condición del paciente.

C. VENTILACION PERCUSIVA INTRAPULMONAR (IPV)

Esta ventilación percusiva intrapulmonar fue introducida en 1979 por Dr. Bird y aprobada por FDA-US en 1993. Es una técnica que se utiliza para clarificar las vías aéreas, resolver atelectasias y también poder administrar aerosoles medicinales.

Procedimiento y uso

Se utiliza instrumento neumático que administra presión de gas a una frecuencia de 100 a 225 ciclos por minuto al tracto respiratorio por intermedio de pieza oral. La duración de cada ciclo de percusión es manualmente controlada y mantiene una presión positiva en la via aérea. Se incorpora también un nebulizador neumático para la administración de aerosol medicinal. La duración tratamiento es de unos 20 minutos. La terapia es bien tolerada y usualmente no se refieren efectos adversos.

Enfatizamos:

IPV es una terapia efectiva para remover secreciones y reclutar areas de atelectasia.

Que tanto su acción de percusión como el nebulizador son de manejo neumático.

La orden es: la terapia deseada, medicación su concentracion y frecuencia, ej., IPV con 1.0 ml, 0.5% Albuterol con solución salina, tres veces al día. Medicamentos que pueden ser aplicados: albuterol, atrovent, intal, alupent, antibióticos. Mucoliticos no pueden ser usados en IPV.

Enfermedades que pueden beneficiarse con IPV: bronquitis, bronquiolitis, fibrosis quística, neumonía, bronquiectasias, post cirugía torácica y abdominal, enfermedad neuromuscular, atelectasia.

Indicaciones - Contraindicaciones

IPV esta indicado en cualquier condición de dificultad de remoción de secreciones o presentación de ateletasia. Contraindicaciones: en neumotórax no tratado, hemorragia pulmonar, TBC activa, tórax inestable. Lobectomía reciente, lesión cerebral con presión intracraneana elevada son otras razones para no usar IPV.

D. MEDIDAS DE PROTECCION DE LAS VIAS AEREAS

Indicaciones

Obstrucción de las vías aéreas.

La necesidad de mantener las vías aéreas permeables, requiere de un manejo de acuerdo a la condición clínica del paciente. Para ello se tiene una variedad de técnicas de manejo y van de las mas sencillas hasta mas agresivas. Las vías aéreas pueden verse afectadas por causas, que van desde una obstrucción via aérea de manera parcial, presentando el paciente signos de dificultad respiratoria, estridor, utilización de músculos accesorios, sudoración, agitación, cianosis, hasta una obstrucción total y sucede cuando los esfuerzos respiratorios del paciente son intensos para respirar, los ruidos respiratorios disminuidos o ausentes y el movimiento de expansión del tórax es mínimo.

Las causas comunes de obstrucción de vías aéreas superiores son: obstrucción lingual, luego cuerpos extraños, desde alimentos hasta objetos variados. Edema de la subglotis, laringo espasmo son otros causales.

Protección.

Otro motivo de cuidado es cuando paciente no protege adecuadamente su via aérea, como en estado de coma, no presenta reflejo oro faríngeo (gag), no hay producción de tos.

Insuficiencia respiratoria.

Cuando paciente muestra insuficiencia respiratoria, la frecuencia respiratoria es irregular, hay alteración de volúmenes ventilatorios y que incluso pueden llegar hasta cuadro de apnea.

Metodos para establecer permeabilidad de las vías aéreas

Hay dos métodos para tener permeables (abiertas) las vías aéreas y proveer respiración:

a- Inclinar cabeza/ levantar el mentón (**"Head tilt/chin lift"**). Es el método preferido para resucitación cardiorespiratoria (CPR).

b- "Empujar la mandíbula" (**"Jaw trust"**) o la técnica modificada: utilizar cuando se sospecha de lesión en cabeza y cuello. Es modificada cuando no se extiende la cabeza. Inmediatamente aplicado una de estas maniobras se debe administrar oxigeno. La administración O_2 es por medio de "bag mask", al 100% de O_2, presionar lentamente (1 segundo) por cada respiración, observar que tórax se expanda.

Cuando las respiraciones están ausentes o son inadecuadas, debemos inmediatamente abrir la via aérea y administrar ventilación para prevenir falla cardiaca e hipoxia que afectara el cerebro y otros órganos. El reconocimiento de obstrucción de la via aérea es la clave para obtener un buen resultado. Saber diferenciarlo de otras condiciones como un ataque al corazón, convulsiones, sobredosis de drogas, que evidentemente requieren de otra terapia.

Si la persona se ha atragantado (choking), preguntarle, si es así, si responde que si o no puede hablar, estamos ante una severa obstrucción y debemos actuar para eliminar dicha obstrucción. Para ello aplicamos la "**Maniobra de Heimlich**" en mayores de 1 ano de edad.

- "Maniobra de Heimlich" ("abdominal trust"), ubicándose detrás del paciente, con los brazos alrededor del abdomen y con el pulgar de una mano debajo de costillas, aplicar presiones hasta que obstrucción sea resuelta. No aplicar en mujeres embarazadas, personas obesas, o en infantes.
- "Presión sobre el Tórax" ("chest trust"), similar al anterior, solo que se aplica a nivel del esternón medio. Utiliza en mujeres embarazadas, infantes, pacientes obesos.

En el caso de infantes, la clarificación de las vías aéreas requiere la combinación de palmadas en la espalda y la presión en el tórax ("chest trust"). No se recomienda la maniobra de Heimlich ("abdominal trust") en infantes. Si el infante no responde, pedir ayuda, colocarlo en una superficie firme y plana. Iniciar medidas de resucitación, iniciando con compresiones y cada vez que se abra via aérea observar la existencia de objeto de obstrucción, si es posible, removerlo, sino, continuar con la resucitación cardiorespiratoria (CPR).

Dispositivos oro faríngeos

Para mantener vías aéreas premeables en adultos se cuenta con dispositivos oral y nasal.

Las indicaciones de estos dispositivos faríngeos son:

De uso oral: paciente inconsciente, para dar soporte a base lingual, como bloqueador y no permitir paciente cierre la boca completamente (morder ETT) y también se utiliza para facilitar succión oral. Sus desventajas son: no estables, y pueden provocar obstrucción, espasmo, vomito. Para el uso nasal, aplicarlo en pacientes que estén alertas, que requieran soporte de la base lingual y de succión traqueal. Puede ocasionar trauma, hemorragia, obstrucción.

Manejo de Emergencia de las vías aéreas

De acuerdo a la practica clínica del AARC, en el manejo de emergencias de las vías aéreas es un tratamiento agresivo, ya sea por intubación o por establecimiento una via aérea quirúrgica.

Indicaciones

Las condiciones que requieren este manejo se deben a:

1. A un compromiso de las vías aéreas,
2. A una falla respiratoria y

3. A la necesidad de proteger las vías aéreas.

Dentro de estas indicaciones tenemos apnea, trauma en cuello, coma traumatico, obstrucción vías aéreas, aspiración, edema pulmonar, arritmias, trastorno cardiaco. Otras alternativas además de la intubación endotraqueal son la cricotirotomia, la traqueotomía.

La terapia de intubación esta indicada:

> Para tener una via aérea viable.
> Poder utilizarla con ventilación mecánica.
> Proteger las vías aéreas.
> Facilitar succión de secreciones.
> Poder administrar medicamentos.

EQUIPO DE INTUBACION

Laringoscopio:
Con hoja curva / MacIntosh (indirectamente eleva epiglotis).
Con hoja recta / Miller coloca directamente bajo epiglotis (usa infantes de preferencia).

Los tamaños de las hojas (blades)

Adultos	#3
Pediátrico	#2
Infante a termino	#1
Prematuro	#0

Estilete: ayuda solo en intubación oral.
Forceps magill: ayuda solo en intubación nasal.
Dimensiones de tubos endotraqueales:

Adultos varones	8.0 – 9.0 mm
Adultos mujeres	7.0 – 8.0 mm
Infantes a termino	3.0 - 3.5 mm
Prematuros	2.5 – 3.0 mm

En la intubación oral, la extensión del tubo es aproximadamente 21 a 25 cm.

En la nasal la marca del tubo estaría entre 26 a 29 cm.

En relación al cuff, este debe ser de poca presión, volumen alto, compliance alto, un cuff flexible. La presión no debe exceder de 20 mm Hg, para evitar afectar la circulación en la mucosa de la traquea. Esta presión, lógicamente debe ser medida por un manómetro.

Existen dos técnicas en este proceso de presión del cuff, 1. Volumen ocluido mínimo (MOV), donde no permite salida de aire por el tubo endotraqueal o de traqueotomía y 2. Mínima perdida de aire (MLT), se permite una perdida de aire minima al máximo de inspiración.

También se cuenta con el tubo endotraqueal de doble lumen. Este dispositivo posee dos independientes tubos de diferente extensión, el largo que puede ser colocado en el pulmón izquierdo o derecho y el tubo corto encima de la carina. Las indicaciones son:

- para ventilación independiente de un pulmón.
- para mejorar la oxigenación y ventilación de una enfermedad pulmonar unilateral (por ej., absceso pulmonar). En neunectomia, lobectomía, resección esofágica, reparación de aneurisma de aorta.

Lista de equipo necesario para la intubación endotraqueal

Laringoscopio, con respectivas hojas, baterías, focos.
Dispositivo oro faríngeo
Tubos endotraqueales
Estilete
Forceps Magill
Oxigeno, flowmeter, tubos
Equipo de succión y circuito
Yankauer, succión catéter
Equipo de resucitación: bag mask
Jeringa

Cinta adhesiva
Lubricante
Estetoscopio
Depresor lingual
Ropa, guantes, mascaras de protección

Procedimiento de intubación endotraqueal:

- Revisar y tener el equipo listo a usar. Verificar la lista, ver si focos del laringoscopio trabajan, ajustar debidamente. Igualmente los otros elementos asegurarse funcionamiento y disponibilidad.

- Posición del paciente: supina, ligera flexión de la cabeza hacia atrás ("sniffíng posición"), puede colocarse toalla doblada debajo de la cabeza.

- Pre oxigenar al paciente FiO_2 al 100%, con mascara y bolsa de oxigeno.

- Para la intubación, sostener el laringoscopio con la mano izquierda, introducir la hoja del laringoscopio por el lado derecho de la boca, desplazando la lengua a la izquierda.

- Visualizar la glotis, reconociendo: la epiglotis en su marco superior, las cuerdas vocales en marcos laterales derecho e izquierdo y cartílago aritenoideo en marco inferior. El tiempo de intubar no debe pasar los 30 segundos. Volver a ventilar y oxigenar antes de proceder al siguiente intento. Se recomiendo 2 a 3 intentos por el mismo clínico, caso contrario lo realice otro clínico.

- Localizada la glotis, avanzar tubo hasta que cuff (globo) haya pasado las cuerdas vocales. Con mano izquierda retirar el laringoscopio y con la derecha mantener el tubo endotraqueal en su posición, inflar el cuff y proveer inmediatamente ventilación y oxigenación.

- Evaluar la posición del tubo, el cual debería estar ubicado aproximadamente a unos 5 cm sobre la carina. Esta evaluación consiste en:

   Auscultación de ruidos respiratorios y del abdomen.

   Observar el movimiento expansivo del tórax.

   Uso del dispositivo CO_2 (color amarillo indica correcta posición).

   Observar condensación en el tubo endotraqueal.

   Longitud del tubo endotraqueal (marca en cm: punto referencia: los dientes).

Efectuada evaluación, confirmar posición y asegurar posición del tubo. A veces es necesario el uso de dispositivo oro faríngeo, y de bloqueador para evitar paciente obstruya el tubo. Luego de estabilizar al paciente, se recomienda radiografía de tórax para confirmar posición del tubo endotraqueal.

Complicaciones a presentarse: podemos enumerar hipoxemia aguda, hipercapnia, bradicardia, falla cardiaca. La mejor manera de evitarlas es el uso apropiado de técnica de intubación, adecuada ventilación, oxigenación, respetando los tiempos de intubar (no mas de 30 segundos por cada intento). La sedación y paralisis en pacientes combativos es empleado, sin embargo tener presente que en esos casos, el paciente no tendrá la habilidad de controlar la hipoxemia o hipercapnia que se origine.

La dificultad de intubar ya sea por condiciones clínicas, anatómicas u otras, se puede contar con equipo especial de intubación, el laringoscopio de fibra óptica, o con otras alternativas como la intubación naso traqueal, la traqueotomía, la mascara laringeal (LMA) y la broncoscopia ya sea de tubo rígido o de fibra óptica.

-Mascara laríngea (LMA): que es un tubo con una mascara inflabe que se coloca directamente en la oro faringe. Un pequeño tubo es utilizado para inflar el cuff una vez colocado en su posición. Se utiliza usualmente durante anestesia en sala de operaciones y no requiere el uso de laringoscopio.

LMA no se puede aplicar en pacientes conscientes o semicomatosos debido al reflejo que estimula (arcadas-gag). Su indicación es ventilación de soporte de corta duración o en casos donde hay lesiones en cara o nariz y hace difícil la intubación.

Observaciones:

La intubación oral es preferible, su inserción es rápida, menos traumática. Puede utilizarse tubos de mayor tamaño, lo que facilita la succión, el pasaje del broncoscopio y disminuye el trabajo respiratorio. Las desventajas son su aparente fácil extubacion, fácil oclusión porque paciente muerde el tubo, o por convulsiones o trismus. Existen también riesgos de vomito, aspiración.

En el caso de la intubación nasal, esta es dolorosa y con mas complicaciones, hemorragia, sinusitis, otitis. El tamaño del tubo es más pequeño, lo que dificulta la succión y aumenta la dificultad respiratoria. En relación a la traqueotomía, es una técnica que evita lesiones de vías aéreas superiores. Es mas "confortable", permite paciente comer, hablar, hacer higiene oral. Facilita la succión, el uso del broncoscopio y el proceso de desconexión del ventilador. Los inconvenientes son el uso de sala de operaciones y de anestesia general para su inserción. Hay complicaciones severas, con incidencia alta de mortalidad, aumento incidencia de infecciones bacterianas y de frecuencia de aspiraciones.

Como lesiones en la tráquea podemos mencionar los granulomas, estenosis traqueal y traqueomalasia. Para la decanulacion de la traqueostomia se utilizaran tubos fenestrados, tubos de menor tamaño y el uso de botones de traqueostomia.

E. FARMACOS DEL SISTEMA CARDIO – RESPIRATORIO

AGENTES DEL SISTEMA RESPIRATORIO

AGENTES B ADRENERGICOS, SIMPATOMIMETICOS

Los Agentes B adrenérgicos son aquellos que estimulan el receptor B2 adrenérgico, activando el 3',5'cAMP y provocando la relajación del musculo liso de las vías aéreas (bronco dilatación). Los efectos adversos pueden ser: taquicardia, palpitaciones, tremor. Su uso excesivo provoca disminución de K+ y las consiguientes arritmias cardiacas.

- Albuterol (ventolin, proventil):
    Neb: 2.5 mg en 3 ml NS, cada 4-6 horas
    MDI: 90 ug/inhalación, 2 cada 4-6 horas
- Levalbuterol HCl (Xopenex)- forma racemica del albuterol:
    Neb: > 12 anos de edad: 0.63 o 1.25 mg en 3 ml, cada 6-8 horas
- Metaproterenol (Alupent):
    Neb: 0.2-0.3 ml en 2.5 ml de solución cada 4 horas
    MDI: 2-3 inhalaciones cada 3-4 horas
- Pirbuterol (Maxair)
    MDI: 2 inhalaciones cada 4-6 horas (0.2 mg/ inh)
- Isoproterenol (Isuprel)
    Neb: 2.5- 5 mg/ dosis en 2.5 solucion salina (ns)
- Epinefrina racemica (Asmanefrin)
    Neb: 0.25-0.50 ml de 2.25% sol en 3 ml ns
- Salmeterol (Serevent)
    MDI: 2 inhalaciones/ 2 veces al día (21ug/ inhalación)

AGENTES ANTICOLINERGICOS (parasimpatoliticos).

Inhiben la contracción del musculo liso, bloqueando los receptores muscarinicos y disminuyendo las secreciones. Provoca sequedad de boca, visión borrosa y tos.

Hay que tener precaución en pacientes con glaucoma, hipertrofia prostática u obstrucción de la vejiga urinaria.

- Ipratropio (Atroven)
    Neb: 0.5 mg en 2.5 ml, usualmente administrado con albuterol
    MDI: 2 inhalaciones 4 veces al día
- Tiotropio (Spiriva)
    DPI: 1 inhalación al día (18 u/inh)

METILXANTINAS

Son broncodilatadores sistémicos. Tenemos la aminofilina de uso intravenoso y la teofilina de uso oral.

Metilxantinas inhiben fosfodiesterasa con incremento cAMP, provocando relajación del musculo liso bronquial. Aumenta la contracción del diafragma, la acción mucociliar y aumenta el gasto cardiaco.

Como efectos adversos convulsiones, arritmias, irritabilidad, diarrea.

Generalmente no recomendable para cuadro agudo de asma

- Aminofilina: 0.5- 0.7 mg/kg /hr IV
- Teofilina: 6 a 12 mg/kg/d, cada 12 – 24 horas

CORTICOESTEROIDES:

1. Inhalantes

Tienen un efecto anti inflamatorio, induce una mejor respuesta a los B2 agonistas y previene o disminuye las reacciones hipersensitivas.

- Beclometazona (Becloven)
    MDI: 2 inhalaciones/ 4-6 horas al día
- Budesonide (Pulmicort)
    DPI: 1-4 inh 2 veces al día
- Flunisolide (Aerobid)
    MDI: 2-4 inh / 2 veces al día (250 ug/ inh)
- Fluticasone (Flovent, Flonase)
    MDI: 2-4 inh / 2 veces al día
    DPI: 1-2 inh / 2 veces al día Combinado con Serevent = Advair
- Triamcinolone (Azmacort)
    MDI: 2 inhalaciones cada 4-6 horas.

2. Corticosteroides sistémicos
    Dexametasona (Decadron),
    Hidrocortisona (Solu cortef),
    Metil prednisolona (Solu medrol). 40- 60 mg IV cada 6 horas.

3. Combinaciones (asma-EPOC)

Fluticasone + salmeterol = Advair	DPI 1 inhalación, 2 veces/día
Albuterol + Atroven = Combivent	MDI 2 inhalaciones, 4 veces / día
Albuterol + Atroven = DuoNeb	Neb 3mg albuterol+ 0.5 mg atroven/ 3 ml.

AGENTE PROFILACTICO DEL ASMA

El mecanismo de este agente no esta bien establecido y su efecto esta en proteger contra los estimulos provocativos como los alérgenos, aire frio y ejercicio.

Cromolin sódico es uno de estos medicamentos, anti inflamatorios no corticosteroides.

Cromolin sódico (Intal), no se usa durante la crisis asmática, solo indicado como prevención de broncoespasmo. Esta disponible como nebulizador y MDI.

Dosis 3- 4 inh / cada 6-8 horas.

Debido a que es pobremente absorbido, pocos efectos adversos son observados.

Tratamiento preventivo con cromolin, bloquea acción de alérgenos y la inducción de broncoespasmo originada por el ejercicio.

AGENTES ASMATICOS NO ESTEROIDES: LEUCOTRIENES ANTAGONISTAS

Leucotrienes son mediadores de la inflamación y broncoconstriccion y se piensa que tienen un rol en la patogénesis del asma. Esta actividad puede ser limitada por la inhibición de su síntesis (Zyflo), o bloqueando el receptor como el zafirlukast (Accolate).

No se utiliza en casos agudos, mas indicado en profilaxis de asma persistente, y permite el uso de corticosteroides en cantidades mas reducidas para el tratamiento del asma. El exacto rol del leucotriene aun no ha sido establecido.

AGENTES MUCOLITICOS

Indican en pacientes que tienen secreciones abundantes y viscosas. Asi tenemos en casos de fibrosis quística, bronquitis crónica.

- Acetil cisteína (Mucomyst): usado para disolver secreciones como en fibrosis quística, en presencia de tapón mucoso. La droga es indicada 3-4 cc de 10-20% de mucomyst y siempre debe ser administrado con broncodilatadores.

- Dornase alfa (Pulmozyme), para tratamiento de secreciones viscosas como en la fibrosis quística, ayuda en disminuir infecciones en esta patología. Nebulizador: dosis es 2.5 mg diario, en 2.5 ml de solución Requiere refrigerarse y protegerlo de la luz.

Agentes acuosos: cuya principal utilización es diluir secreciones y como diluyentes para administrar medicamentos.

- El agua, via oral, es el mejor mucolitico. Si se usa como diluyente en aerosol es muy irritante y puede causar bronco espasmo, como la solución salina entre 1.8 – 15% salina, que es hipertónica y se indica para inducir secreciones. La solución hipotónica es 0.45% salina y la solución isotónica, 0.9% salina usada frecuentemente como diluyente para medicamentos.

- Agente activo en la superficie como el etanol/ alcohol etílico, que disminuye las secreciones en el edema pulmonar. Su dosis es 30-50% de solución. Efectos adversos incluye la irritación de las mucosas y deshidratación de vías aéreas, bronco espasmo e intoxicación.

AGENTES ANTIMICROBIANOS INHALANTES

PENTAMIDINE (NebuPent)

Anti protozoal, inhibe síntesis de DNA, RNA, fosfolipidos y proteínas. Se utiliza en la profilaxis de Pneumocystis carinii a menudo observado en pacientes con SIDA. Se administra con nebulizador **Respigard II**, 300 mg en polvo diluido en 6 ml de agua estéril cada 4 semanas. Efectos adversos como bronco espasmo (paciente debe previamente ser tratado con B2 agonista), conjuntivitis. Mujeres embarazadas o dando de lactar deben evitar su exposición al pentamidine.

RIBAVIRIN (Virazole)

Ribavirin es un anti viral, altera la síntesis del DNA. Indica a pacientes con alto riesgo de RSV infección. (Neumonía, bronquiolitis)

Dosis en SPAG nebulizador: 6 g/300 ml agua estéril, por 12-18 hrs/día, por 3-7 días.

Efectos adversos: teratogenicos, conjuntivitis, dolor de cabeza, mareos, faringitis.

TOBRAMICINA

Antibiótico para organismos Gram+-ve y Gram –ve. Indica en pacientes con fibrosis quística e infecciones crónicas con P. aeruginosa.

Dosis indicadas a > 6 anos de edad, 300 mg/ 5 ml, cada 12 horas por 28 días y 28 días sin tratamiento, así de forma alternativa.

Efectos adversos: alteración de la voz, tinnitus.

FARMACOS QUE AFECTAN EL SISTEMA CARDIOVASCULAR

DROGAS INOTROPICAS

Indicadas para el tratamiento de la falla cardiaca congestiva (CHF).

La falla cardiaca congestiva es una condición en la cual el corazón no puede "bombear" el adecuado volumen sanguíneo que cubra las necesidades del paciente. El término congestivo es debido a que el cuadro incluye síntomas de congestión pulmonar con falla del corazón izquierdo y edema periférico con falla del corazón derecho.

- **Glucósidos cardiacos**: digoxina, digitoxina.
  Son un grupo de componentes químicos similares, que pueden aumentar la contractibilidad del musculo cardiaco y por tanto de amplio uso en tratar la falla cardiaca.
  Su uso terapéutico es mas efectivo en falla cardiaca congestiva, causada por isquemia o cardiopatía congénita. También es útil en tratar enfermedad hipertensiva.

- **Agonistas B adrenérgicos**: dopamina, dobutamine.
  Mejora actividad cardiaca por sus efectos inotrópicos positivos y vasodilatación. Dopamina y dobutamina son los más usados. Dopamina y dobutamina producen menos taquicardia y menos efecto sobre el sistema vascular periférico, como lo hacen otras drogas como epinefrina e isoproterenol. Dopamina actuando sobre los B1 receptores, ofrece efectos inotrópicos y cronotropicos positivos. En altas dosis actúa en receptores alfa provocando vasoconstricción.
  Sus receptores dopaminergicos ocasionan dilatación de las arteriolas renales y del bazo.
  Dopamina es la droga de elección en cuadro de shock.

- **Anti arrítmicos**: amrinone, milrinone.
  Aumentan la concentracion intracelular del cAMP. Como resultado, se incrementa el calcio intracelular y por ende la contractilidad cardiaca. Amrinone es de uso intravenoso y su uso es en manejo pronto de la falla cardiaca congestiva.

- **Vasodilatadores**: captopril.
  Importante en el tratamiento de la falla cardiaca congestiva. Produciendo dilatación del sistema vascular venoso ocasiona una disminución de la pre carga cardiaca (preload) aumentando la capacidad venosa. Dilatando las arterias reducirá la resistencia sistémica arteriolar y disminuyendo la post carga (afterload) del corazón. Captopril es el vasodilatador de elección para la falla cardiaca congestiva. Captopril es un inhibidor de enzima convertir angiotensina (ACE), su efecto vasodilatador proviene de la combinación de efectos de la disminución de la angiotensina II, con lo que disminuye la vasoconstricción y eleva los niveles de bradiquinina que provoca vasodilatación.

DROGAS ANTI ARRITMICAS

Para el mantenimiento del ritmo normal sinusal se requiere de agente antiarritmico.
Su uso generalmente para pacientes que tienen sintomatología de fibrilación auricular.
Estas drogas están divididas en 4 grupos:

1. Clase I (Bloqueadores Na+ channels): quinidine, procainamide, lidocaína.
   Afectando en la fase "O" del potencial de acción, causando una disminución en la excitabilidad y velocidad de conducción. Quinidina es usada en amplia variedad de arritmias: auricular, AV, arritmias ventriculares.

2. Clase II (Bloqueadores B adrenérgico receptores): propanolol, metoprolol, esmolol.

Este grupo de drogas deprimen el automatismo cardiaco, prolongan la conducción AV y disminuyen la frecuencia cardiaca y su contractibilidad.
Se indica para tratar taquiarritmias causadas por actividad simpática. También en el flutter y fibrilación auricular.

3. Clase III (Bloqueadores K+ channels): amiodarone, bretylium. Estas drogas prolongan la acción del potencial de acción. Se utilizan para tratar las arritmias ventriculares.

4. Clase IV (Bloqueadores Ca++ channels): verapamil, nifedipine. Afectando los canales de Ca++ y provocando una disminución de frecuencia y conducción del potencial de acción, afectando al musculo liso vascular y al corazón. Son efectivos para tratar disrritmias auriculares, hipertensión y angina.

DROGAS ANTI HIPERTENSIVAS

La meta del tratamiento anti hipertensivo es prevenir secuelas mayores que afecten diferentes órganos. Enfermedades cerebrovasculares, cardiacas, enfermedades crónicas renales o diabetes son algunas de las que tenemos que tener en cuenta. El tratamiento debe ser planeado, con un régimen adecuado, con cambios en el estilo de vida, evitar el sobrepeso, el consumo de alcohol, del habito de fumar y de manera complementaria la terapia anti hipertensiva.

En esta terapia consideramos: los diuréticos, los agentes beta bloqueadores, inhibidores ACE, agentes bloqueadores de Ca++.

- Diuréticos: son efectivos en terapia antihipertensiva. Hidroclorotiazide, furosemida.
- B1 bloqueadores: disminuyen la incidencia enfermedad cerebro vascular, infarto de miocardio. Disminuyen la frecuencia cardiaca y el gasto cardiaco, por su efecto

antagónico de B1 receptores adrenérgicos. Ejemplos: Propranolol, atenolol, timolol.
- Inhibidores enzima convertina angiotensina (ACE): útil en pacientes con falla cardiaca y enfermedad renal. Bloquea la producción de angiotensina II, un vasoconstrictor y provoca una vasodilatación arterial venosa. Ejemplos: captopril, enalapril, lisinopril.
- Bloqueadores Ca++ channels: su acción causa una vasodilatación arteriolar.
Ejemplo: verapamil, nifedipine, nicardipine.

AGENTES QUE AFECTAN EL SISTEMA NERVIOSO CENTRAL

Ansiedad es un estado de aprehensión, tensión y de miedo que va en aumento por una causa que origina estos estados comunes de alteración mental. Este estado muestra taquicardia, sudoración, temblor, palpitaciones, que son características de una activación simpatica. Las drogas ansiolíticas se emplearan en estos casos y aparte de causar sedación se le agrega su acción hipnótica (inducir al sueno). Tenemos los barbitúricos, que a dosis bajas actúan como sedantes y a dosis elevadas inducen sueno. Estas drogas en sobre dosis pueden ser mortales por depresión respiratoria. Sin embargo, se cuenta con otro grupo de drogas como las benzodiacepinas, que son ansiolíticos sin fuerte efecto de depresión del SNC.

Ansiolíticos:

Benzodiacepinas: diazepam, midazolam (versed).
Son las más ampliamente usadas para la ansiedad. Sus acciones incluyen: reducir ansiedad, sedación, anti convulsivantes y relajación muscular.

Barbitúricos:

Son sedantes e inducen y mantienen el sueno.

Fenobarbital (Luminal), Pentobarbital (Nembutal), secobarbital (Seconal).
Sus acciones producen depresión del SNC: sedación, hipnosis, anestesia coma y muerte. No tienen efectos analgésicos.
Provoca depresión respiratoria al suprimir la respuesta quimio receptora al CO_2 y a la hipoxia y su sobredosis induce supresión respiratoria.

Sedantes no barbitúricos:

Glutetimide, meprobamate, antihistamina.
Drogas que producen efecto sedativo e hipnótico dependiendo de la dosis.
Algunas acciones menos efectivas que las benzodiacepinas.

Analgésicos opiáceos y antagonistas:

Morfina, meperidina, fentanil, codeína. Antagonistas: naloxone.
Provenientes del opio, morfina y codeína, actúan eliminando el dolor y son usados en enfermedades en condiciones graves, traumas, cirugía.
La morfina actúa provocando analgesia, euforia, causa depresión respiratoria, deprime el reflejo de la tos, produce miosis (importante, porque otras causas de coma y depresión respiratoria producen dilatación de las pupilas).
En pacientes adictos a opiáceos, los antagonistas rápidamente revierten el efecto agonista de la heroína por ejemplo. Naloxone es utilizado para revertir el coma y depresión respiratoria ocasionado por sobre dosis de opiáceos.

Anestésicos:

Inhaladores: Halotano, éter. Intravenoso: propofol, ketamine, tiopental.
Local: procaina, lidocaína.

Los anestésicos generales producen un estado de inconciencia, con una perdida de sensación de dolor en todo el cuerpo. Estas drogas usualmente son gases o liquidos volátiles que se inspiran en combinación con oxigeno. Estos anestésicos inhaladores son absorbidos del alveolo dentro del torrente sanguíneo y llevados al cerebro, donde se difunde rápidamente. Otras drogas. Como el tiopental, pueden optar por la via endovenosa.

La profundidad de la anestesia depende de sus cuatro estadios secuenciales: 1. Analgesia, 2. Excitación, 3. Anestesia quirúrgica y 4. Paralisis medular con severa depresión del centro respiratorio y del centro vasomotor, con riesgo mortal.

Preguntas:

1. La indicación primaria para mantener máxima inspiración es:

    a. prevenir neumonía
    b. incrementar la tolerancia al ejercicio
    c. tratar los alveolos colapsados
    d. eliminar la necesidad de ventilación mecánica

2. Mientras se administra IPPB con un ventilador Bird-Mark 7, el terapista determina que el volumen administrado al paciente necesita ser incrementado. Esto puede realizarse incrementando:

    a. tiempo inspiratorio
    b. presión de inspiración
    c. sensibilidad
    d. flujo terminal

3. Paciente con enfermedad terminal, se presenta a la emergencia con dolor severo y dificultad respiratoria. Paciente no desea ser intubado. Cual seria lo mas recomendable para dar soporte al paciente?

    a. CPAP
    b. capnografia
    c. ventilación no invasiva
    d. incrementar la sensibilidad a -2 cmH$_2$O

4. Paciente adulto esta con dolor, pánico y "peleando" con el ventilador. La mas apropiada medicación para controlar al paciente en ventilación mecánica seria:

    a. propofol (Diprivan)
    b. Haloperidol (haldol)

c. fentanil (sublimaze)
   d. succinilcolina (anectine)

5. Cual de los siguientes es el agente bloqueador neuromuscular de acción rápida que es a menudo usado para facilitar la intubación?

   a. vecuronium (norcuron)
   b. pancuronium (pavulon)
   c. midazolam (versed)
   d. succinilcolina (anectine)

6. Durante la evaluación de un paciente con ventilación mecánica, el ECG muestra contracciones prematuras frecuentes. Cual de las siguientes drogas debería administrarse directamente por el tubo endotraqueal?

   a. mucomyst
   b. lidocaine
   c. epinefrina
   d. metaproterenol

7. Paciente es transportado a la emergencia luego de caer de la escalera. Al examen físico revela desviación de la tráquea a la derecha, a la percusión ruido apagado a la izquierda, con disminución de ruidos respiratorios en área de la izquierda. Esta información indica:

   a. neumotórax
   b. intubación en el bronquio derecho
   c. hemotórax
   d. crisis asmática

8. Durante CPR en un paciente adulto, la bolsa de resucitación colapsa fácilmente y no se observa elevación o movimiento del tórax del paciente. Para continuar con los esfuerzos de resucitación, el terapista debe:

   a. aumentar el flujo a la bolsa de O_2
   b. practicar cricotiroidotomia
   c. tratar de reparar la bolsa de O_2
   d. proveer ventilación boca – mascara al paciente.

Respuestas: 1. C, 2. B, 3. C, 4. C, 5. D, 6. B, 7. C, 8. D.

SECCION VII

VENTILACION MECANICA

A. **Ventilación Mecánica (VM).**

Introducción

En este capitulo se mencionaran las indicaciones, contraindicaciones y estrategias para la iniciación, monitoreo y weaning o descontinuación de la ventilación mecánica.

Una vez decidido el uso de la ventilación mecánica, se determinaran los parametros iniciales en el ventilador, luego el monitoreo y los criterios a seguir de acuerdo a las condiciones de cada paciente. Una vez resuelta la causa que origino el uso de ventilación mecánica se procederá a su descontinuación (weaning).

La falla respiratoria

Concepto: La falla respiratoria es el inadecuado intercambio gaseoso en los pulmones.

Basándose en los resultados de los gases arteriales se considera que existe falla respiratoria cuando $PaO_2 < 60$ torr o $PaCO_2 > 50$ torr a nivel del mar.

Considerando los factores de oxigenación y de ventilación, la falla respiratoria se clasifica en:

la asociada con oxigenación anormal: falla respiratoria hipoxemica y la asociada con inadecuada ventilación: falla respiratoria hipercapnica.

Indicaciones para la ventilación mecánica

Ventilación mecánica esta indicada cuando el paciente no puede mantener una ventilación espontanea que provea una adecuada oxigenación o una adecuada remoción del dióxido de carbono.

Las condiciones clínicas que indicarían uso de ventilación mecánica serian:

Falla ventilatoria aguda	:	pH < 7.30, $PaCO_2$ > 50mmHg
Inminente falla ventilatoria	:	acidosis progresiva e hipo ventilación, $PaCO_2$ > 50mmHg
Hipoxemia severa	:	PaO_2 < 40mmHg, SaO_2 < 75%
Soporte ventilatorio profiláctico:		post anestesia.

Cuadro 7.1: Evaluación de una inminente falla respiratoria

PARAMETROS VALORES

Volumen tidal (Vt)	<3-5 mL/kg
Frecuencia y tipo respiratorio	>25-35/min, irregular
Volumen minuto	>10 L/min
Capacidad vital	<15 mL/kg
Presión Inspiratoria Máxima (MIP)	menos de -20cm H2O
Tendencia PaCO2 aumentando	>de 50 mmHg
Signos vitales	Incremento del pulso de la presión arterial

Contraindicaciones

Neumotórax tensional no tratado.
Condición y prognosis del cuadro clínico actual pobres.
Consideraciones como: No iniciar el tratamiento a solicitud del paciente.
Cuando no es útil de acuerdo a experiencia pasada.
Fase terminal de la enfermedad, evitar el dolor y sufrimiento del paciente.

"La ventilación mecánica es una medida de soporte mas que un proceso curativo".

Objetivos de la ventilación mecánica:

- Mantener una ventilación alveolar adecuada, cuando el paciente no puede mantener una ventilación espontanea.
- Mejorar la oxigenación.
- Disminuir el trabajo respiratorio.

La hipoxemia severa esta presente cuando PaO_2 es menos de 60 mmHg con Fi O_2 de 50% o mas, o PaO_2 menos de 40% con cualquier nivel de FiO_2 administrado. Esta hipoxemia puede ser evaluada midiendo el PaO_2 o el gradiente P (A-a) O_2, que es la diferencia de PAO_2 y PaO_2.

Ejemplos de esta condición de hipoxemia se encuentra en enfermedades como, la enfermedad crónica obstructiva (EPOC), edema pulmonar, intoxicación con monóxido de carbón, trauma.

El soporte ventilatorio profiláctico se proveerá en condiciones en las cuales los riesgos de complicaciones pulmonares, como falla respiratoria o falla en la oxigenación estén elevados.

Tratar de reducir complicaciones pulmonares como en el shock prolongado, lesión craneana o inhalación de humo; de reducir hipoxia de órganos mayores: como en hipoxia del cerebro, hipoxia de los músculos cardiacos y también reducir el stress cardiopulmonar, cirugía coronaria, torácicas y abdominales.

Las Divisiones Funcionales del Sistema Respiratorio

En esta división hacemos referencia a la participación de los elementos anatómicos- fisiológicos, en relación al proceso funcional respiratorio.
Así tenemos:

Sistema Nervioso Central
Sistema Nervioso Periférico
Paredes del tórax
Músculos respiratorios
Vías aéreas superiores
Pulmones

La alteración de cualquiera de estos elementos puede causar falla respiratoria.

Veamos el siguiente cuadro:

Cuadro 7.2: Algunas patologías del Sistema Respiratorio:

Sistema Nervioso Central:	Sobre dosis de drogas, enfermedad del sueño, tumores cerebrales.
Sistema Nervioso Periférico:	Poliomielitis, esclerosis lateral amiotrofica, síndrome de Guillian Barre, tétano, botulismo. Drogas (curare, succinilcolina).
Paredes del tórax (incluyendo pleura)	
	Cifoscoliosis, tórax inestable. Enfermedades pleurales restrictivas.
Músculos:	Distrofia muscular, polimiositis, Myasthenia Gravis.

Vías aéreas superiores: Epiglotitis, laringotraqueitis, trauma, cuerpo extraño.
Enfermedades pulmonares intrínsecas:
Asma, neumonía, edema pulmonar, toxicidad con oxigeno.
Enfermedades crónicas pulmonares.
Infecciones: Meningitis, encefalitis.
Trastornos Metabolicos: Hiperglucemia, hiponatremia.

Parámetros que indican necesidad de soporte ventilatorio

En el cuadro a presentar están los parámetros a tener en cuenta para decidir sobre el soporte ventilatorio.

Cuadro 7. 3: Indicación de soporte ventilatorio

Parámetros	Normal	Indicación de soporte ventilatorio
Volumen tidal (Vt) ml/Kg	5-8	< 5
Capacidad vital (VC) ml/Kg	65-75	< 10
FRC (%)	80-100	< 50
Frecuencia Respiratoria (fc)	12-20	> 35
Presión. Insp max. (MIP) cmH_2O	-80-100	< -20
$PaCO_2$ torr	35-45	> 50
PaO_2 torr	75-100	< 50
PaO_2/ FiO_2	350-450	< 200
Qs/ Qt (%)	<5	> 20

Soporte ventilatorio por mecanismo fisiológico.

Evidentemente que nuestra percepcion de la fisiopatología respiratoria confirmara condición clinica de cada paciente. En cuadro siguiente podemos relacionar el mecanismo fisiológico y sus respectivos indicadores.

Cuadro# 7.4 Soporte ventilatorio por mecanismo fisiológico

Mecanismo	Mejores indicadores
Ventilación alveolar inadecuada	$PaCO_2$, pH
Inadecuada expansión pulmonar	Vt, VC, fc
Inadecuada fuerza muscular respiratoria	MIP; VC; MVV
Excesivo trabajo respiratorio	Ve para PCO_2 normal; Vd / Vt, fc
Hipoxemia severa	P (A-a) O_2; PaO_2 /FiO_2; Qs/Qt

B. VENTILADOR

Introducción

El ventilador es una maquina cuyo sistema esta formado por elementos designados para alterar, transmitir y aplicar energía directa de una manera predeterminada para realizar el trabajo respiratorio requerido.

La energía entra en el ventilador en la forma de electricidad (energía = voltios x amperes x tiempo) o gas comprimido (energía = presión x volumen). Esta energía es transmitida o transformada (mecanismo de control del ventilador) en una manera predeterminada para aumentar o reemplazar los músculos del paciente para realizar el trabajo de respiración que es el objetivo buscado.

1. Funciones básicas del ventilador

Esquema General:

El Poder de Energía:	origen eléctrico, neumático o ambos.
Variables condicionales:	presión, volumen tidal, ventilación por minuto, flujo inspiratorio, tiempo.
Variables de control:	Presión, volumen, flujo y tiempo.
Variables de fase:	Actúan sobre el ciclo respiratorio: Trigger (iniciador), limite, ciclo y basal.
Modos de ventilación:	A/C, IMV, SIMV, PS.
Alarmas:	De entrada y de salida de energía. De control del circuito ventilatorio.

El poder de energía del ventilador puede ser de origen eléctrico o neumático, o ambos.

El esquema de control se basa en un modelo matemático, la "Ecuación de movimiento".

En el entendimiento básico del mecanismo de la respiración, estamos específicamente interesados en saber cual seria la presión necesaria para que un flujo de gas atraviese las vías aéreas e incremente el volumen de los pulmones.

La formula que relaciona todas estas variables es la denominada: "Ecuación de Movimiento" para el sistema respiratorio, cuya formula es:

Presión muscular + presión ventilador = (elastance x volumen) + (Resistencia x flujo)

Presión muscular + presión ventilador = carga elástica + carga de resistencia

La presión del ventilador durante la inspiración va a permitir que el gas vaya a los pulmones. La elasticidad (elastance = presión / volumen) y la resistencia (resistencia = presión/flujo), ambas constituyen la carga contra la cual los músculos y el ventilador tienen que trabajar.

La Ecuación de Movimiento es a veces expresada en términos de compliance (compliance = volumen/presión) en lugar de elastance o elasticidad.

Variables de Control:

Consiste cuando el ventilador es capaz de controlar directamente una y sola una variable a la vez.

Estas variables pueden ser: presión, tiempo, volumen o flujo.

La variable de control de presión es cuando el ventilador controla la presión del sistema trans respiratorio. El ventilador puede controlar la presión en las vías aéreas, aplicando presión dentro del tórax y expandiéndolo en la inspiración, es el tipo de presión positiva. Cuando el ventilador ejerce presión externa sobre la superficie corporal (tórax), causa que la cavidad torácica se expanda y permite expandir los pulmones también (ejemplo, en el uso del "pulmón de acero"), es lo que denominamos presión negativa o sub atmosférica. Esta es la base para la clasificación de los ventiladores como los de presión positiva y los de presión negativa.

Dentro de las variables de control, la variable control de presión significa que la presión es el factor que se predetermina y mide. En esta condición el factor volumen varia o fluctúa. Si la variable de control es volumen, entonces es el volumen el predeterminado y medido. En este caso, el volumen y flujo permanecen constantes, pero la presión varia.

La variable de control de flujo es cuando el ventilador mide directamente el flujo y utiliza su signo para obtener los resultados requeridos.

La variable de control de tiempo es cuando los ventiladores miden y controlan el tiempo de inspiración y de espiración (I: E). La presión y el volumen pueden cambiar.

Variables de fase:

El ciclo respiratorio normal consiste en 4 fases:

1. Fase de inicio de la inspiración,
2. La inspiración en si,
3. El fin de la inspiración y por último
4. La espiración.

Este ciclo respiratorio, aplicado en el ventilador, nos permite comprender como el ventilador inicia, sostiene y detiene la inspiración y saber que es lo que ocurre entre las respiraciones. La variable de fase es la variable que es medida y usada por el ventilador para activar alguna de las fases del ciclo respiratorio.

Las variables a considerar son:

*Variable **Trigger,* disparador o iniciador** determina inicio de la inspiración.

Variable limite es la que limita la magnitud de cualquier parámetro durante la inspiración.

Variable ciclo es la variable que determina el termino de la inspiración.

Variable de base, para describir que es lo que sucede durante la espiración, (baseline).

a. La variable de inicio o trigger:

La variable trigger o de inicio, es la variable que determina el inicio de la inspiración y tanto la presión, volumen, flujo o tiempo pueden ser medidos por el ventilador como variables de inicio de la respiración. Esta variable puede ser originada por el ventilador, por el paciente o manualmente. Por ejemplo, si ventilador inicia con la variable tiempo, es la frecuencia respiratoria el factor a determinar. Si se indica una frecuencia respiratoria de 12 rpm, significa que el ventilador cada 5 segundos iniciara la inspiración (60 seg/ 12 rpm= 5 seg / respiración).

Si es el paciente quien inicia el proceso las variables involucradas son presión, volumen o flujo.

En el caso de inicio por presión, el inicio de la respiración mecánica ocurre cuando el esfuerzo inspiratorio del paciente causa una caída en la presión en el circuito respiratorio y va activar al ventilador para que inicie la inspiración. Este mecanismo es regulado por un parámetro que se denomina **sensibilidad**, que va a medir el esfuerzo inspiratorio del paciente. Si comparamos una sensibilidad de – 3cmH$_2$O con una de -5 cmH2o, la sensibilidad de -5 cmH$_2$O requiere un mayor esfuerzo del paciente para iniciar la inspiración en el ventilador o que es lo mismo a que el ventilador sea activado.

b. **La variable limite:**

Durante el soporte ventilatorio, las variables como presión, volumen o flujo, no se les permite aumentar mas del valor pre determinado, es decir tienen un límite. Esto ocurre durante la inspiración, se mantiene durante la misma y no necesariamente termina la etapa de inspiración cuando se alcanza este valor pre determinado.

c. **Variable – ciclo**

Determina la terminación de la inspiración. Variables ciclo: presión –ciclo; volumen- ciclo; flujo-ciclo o tiempo-ciclo. El ventilador utiliza esta información y detiene la inspiración y da inicio a la espiración. Ejemplo de presión - ciclo: IPPB.

Modos de Ventilación:

En términos generales exponemos las siguientes:

Modo espontaneo: cuando paciente inicia, controla y termina la respiración.

Modo mandatorio: cuando ventilador se programa para iniciar, controlar y terminar el ciclo respiratorio.

Modo asistido: cuando una frecuencia respiratoria mínima es predeterminada, pero el paciente puede iniciar respiración a una frecuencia mayor.

2. Tipos de ventiladores mecánicos

Una vez decidida la indicación de ventilación mecánica en nuestro paciente, tenemos que seleccionar el tipo de ventilador a usar, cual es el apropiado y nos preguntamos:

Cual es la razón que indica esta ventilación de soporte?
(Indicación).
El paciente requiere de un modo especial?   (Patología).
Cuales serian los objetivos de esta indicación? (Tratamiento).
Necesita el paciente ser intubado?   (Invasivo o no invasivo)
Lugar donde se va administrar la ventilación de soporte? (UCI?).
Cual seria su probable duración?, seria un periodo corto o mayor?

Ante este panorama, podemos considerar una primera clasificación de ventiladores: ventiladores de presión negativa y ventiladores de presión positiva.

Ventiladores de presión negativa:

Ventiladores de presión negativa, tratan de simular la respiración espontanea, fisiológica. La respiración espontanea se inicia con el estimulo neural del nervio frénico; el diafragma se contrae, los músculos intercostales se elevan, causando aumento del volumen y disminución de la presión intratoracica. El gradiente de presiones provoca flujo de aire hacia los pulmones y la presión negativa intratoracica ayuda al retorno venoso dentro del corazón derecho.

Aplicando presión negativa a la pared torácica con el ventilador de presión negativa ("pulmón de Acero", "chest cuirass") se simula este proceso, se incrementa volumen de la caja torácica y con ello hay gradiente de presiones e ingresa aire del exterior hacia los pulmones.

No se necesita de intubación endotraqueal. Se indica generalmente en pacientes con falla respiratoria crónica, con enfermedad neuromuscular como ejemplo, poliomielitis. Ejemplos de este tipo de ventilador tenemos al pulmón de acero, donde el cuerpo del paciente esta dentro del ventilador, excepto su cabeza y cuello. El "chest cuirass" es similar, pero solo cubre el área del tórax, las extremidades y parte inferior del cuerpo están libres.

Ventiladores de presión positiva:

En el caso de ventiladores de presión positiva, el ventilador aplica el aire con presión positiva en las vías aéreas del paciente, forzando que el gas fluya dentro de los pulmones.

Este flujo resultaría en el volumen tidal administrado. El volumen tidal administrado por presión positiva del ventilador esta directamente relacionado a la gradiente de la presión positiva.

Otra clasificación a tener en cuenta al decidir por la ventilación mecánica es si vamos a utilizar o no vías aéreas artificiales, estas incluyen el tubo endotraqueal (ETT) y el tubo de traqueotomía. Por lo que clasificamos como:

>Ventilación invasiva y
>Ventilación no invasiva.

Las indicaciones de la ventilación mecánica invasiva, con uso de vías aéreas artificiales serian:

- Falla respiratoria, apnea, trauma, soporte post operatorio.
- Obstrucción de vías aéreas, como inhalación de humo, quemaduras faciales, edema de cuerdas vocales, epiglotitis.
- El facilitar la succión de secreciones.
- Protección de la via aérea.
- Prevenir aspiración.

En la ventilación invasiva se utilizaran las intubaciones, que pueden ser orales o nasales. La intubación oral es la mas usada y mas frecuentemente aplicada en situaciones de emergencia. La via oral permite un mejor pasaje del tubo endotraqueal (ETT) y de mayor diámetro que por via nasal. Cuando estas vías, oral o nasal, presentan dificultades la traqueotomía es otra opción.

Ventilación NO invasiva:

En el manejo de ventilación no invasiva, se da la ventilación sin vías aéreas artificiales.
Tenemos el CPAP: presión positiva continua de vías aéreas y
Bilevel PAP (BiPAP) que provee presión positiva en dos niveles, de inspiración de vías aéreas

(IPAP) y la presión positiva espiratoria de las vías aéreas (EPAP).

Los objetivos de la ventilación no invasiva serian:

- Aliviar la dificultad respiratoria, mejorando el intercambio gaseoso, reduciendo el trabajo respiratorio y mejorando la ventilación alveolar.
- Ofrecería una mejor sincronización paciente- ventilador.
- Ayuda a revertir la atelectasia.
- Minimiza riesgos y evita las complicaciones que puede presentar la intubación endotraqueal.

Una recomendación es su aplicación temprana, antes que $PaCO_2$, pH condicionen a una falla en el tratamiento. Un paciente con un pH < 7.25 tiene un riesgo de > 70% de fallar con ventilación no invasiva.

3. Parámetros básicos de ventilación asistida

La ventilación asistida es un medio de salvar vidas, pero también puede presentar riesgos, por ello, el clínico debe ser buen conocedor del ventilador, su estructura, sus funciones e indicaciones.

Los parámetros básicos a considerar tenemos:

Modos de ventilación: Control/asistido (A/C), SIMV, espontaneo o CPAP.
Frecuencia (f):   10-20 rpm
Volumen tidal (Vt): 7-12 ml/kg
FiO_2:   usando el oximetro pulsátil y gases arteriales.
PEEP / CPAP: 0-5 cmH_2O
Flujo máximo (peak flow): controla cuan rápido el Vt es administrado.
Tiempo inspiratorio: I: E
Patrón de flujo: constante o desaceleración.
Sensibilidad: Establece la variable de inicio de inspiración. Esta variable de inicio se activa cuando el ventilador

reconoce el esfuerzo inspiratorio del paciente. Cuando lo reconoce el ventilador inicia la inspiración.

4. Modos de Ventilación Mecánica

En la actualidad existen variados modos a emplear, cada vez mas sofisticados y que se utilizan de acuerdo a patología y también a la experiencia de los clínicos. En esta oportunidad vamos a exponer los modos en términos generales, que se basan principalmente si es originado por el ventilador: control de presión (CP), (A/C); por el paciente: espontaneo-CPAP o la combinación de ambos: SIMV.

Modo: Control de Presión (CP) y Control de Presión-Ventilación razón inversa (CP-VRI)

El modo control de presión (CP) es tiempo –ciclo y presión – límite. Con el CP, la presión inspiratoria predeterminada, se mantiene durante todo el ciclo inspiratorio. El flujo inspiratorio desacelera una vez que la presión inspiratoria determinada se halla alcanzado.

La presión inspiratoria máxima (PIP), PEEP, frecuencia del ventilador, tiempo inspiratorio son preestablecidos en el ventilador, con lo cual, juntos determinan el volumen tidal y ventilación minuto a administrar al paciente.

En el modo control de presión- ventilación razón inversa (CP- VRI), el inicio de la siguiente respiración puede ocurrir antes que el flujo espiratorio de la respiración previa alcance cero. Como resultado de este patrón ventilatorio, autoPEEP puede ser mantenido en el pulmón.

La fase inspiratoria prolongada resulta en un aumento de la presión media de las vías aéreas y un continuo reclutamiento de alveolos que de otra manera colapsarían al final de la espiración.

Con el incremento de la presión media de las vías aéreas, resulta una mejor oxigenación y habilidad de disminuir la presión máxima y potencialmente el FiO_2. La orden debería incluir: modo de control de presión, frecuencia, presión inspiratoria máxima (PIP), PEEP, FiO_2 y cualquier otro parámetro que mejore la eficiencia de la ventilación y la comodidad del paciente.

La indicación de estos modos es la presencia en cambios en la compliance que incrementaría la posibilidad de barotrauma (neumotórax especialmente) de la ventilación convencional de volumen.

CP- VRI se aplicaría en pacientes pediátricos – adultos que muestren signos y síntomas de falla respiratoria aguda (ARDS). Esto puede ser definido con la presencia de lo siguiente:

1. Estudio de rayos X: infiltrados difusos bilaterales consistentes con edema pulmonar.
2. Los parámetros ventilatorios: $FiO_2 > 0.50$, $PIP > 50\ cmH_2O$, $PEEP > 10\ cmH_2O$ o $MAP > 16\ cmH_2O$, por mas de 4 horas.
3. $PaO_2 < 65\ mmHg > 4$ horas
4. CVP o PCWP < 18 mmHg (edema pulmonar no carcinogénico).

Los objetivos en CP-VIR:

- es el reclutamiento y retención de las unidades pulmonares ante la limitación del tiempo espiratorio.
- Mejorar PaO_2 en pacientes con síndrome respiratorio (ARDS), aumentando la presión media vías aéreas (MAP) sobre los valores que se obtendrían en convencionales índices I: E a niveles especificos de PIP y PEEP.

Contraindicaciones:

En ambos modos, cuando existe una significante resistencia de vías aéreas.
Paciente presenta inestabilidad hemodinámica.
Presencia de enfermedad pulmonar unilateral.
Presencia de fistula broncopulmonar significante.

Ventilación control / asistida (A/C)

A/C es un modo de ventilación mecánica donde todas las respiraciones son mandatorias y son iniciadas ya sea por el paciente o el ventilador, frecuencia puede ser predeterminada, pero el paciente puede iniciar respiraciones e incluso a una frecuencia mayor.

Respiraciones son administradas por parámetros pre señalados: volumen tidal, frecuencia respiratoria, flujo y tipo de onda, FiO_2, PEEP. El paciente puede incrementar la frecuencia respiratoria (asistida) en adición a la frecuencia mandatoria predeterminada. En ambos casos el ventilador provee el volumen tidal pre determinado.

La inspiración en AC puede ser terminada ya sea por el volumen-ciclo o presión ciclo. El AC- volumen ciclo, permite controlar la frecuencia respiratoria y el volumen minuto requerido para normalizar el $PaCO_2$ del paciente. Las ventajas que presenta este modo es que puede proveer soporte ventilatorio completo y el paciente puede controlar nivel de respiración. Como desventajas tenemos que los parámetros programados pueden no coincidir con la demanda ventilatoria del paciente. Si la respiración espontanea se incrementa, la ventilación minuto aumenta proporcionalmente y puede resultar en hiperventilación.

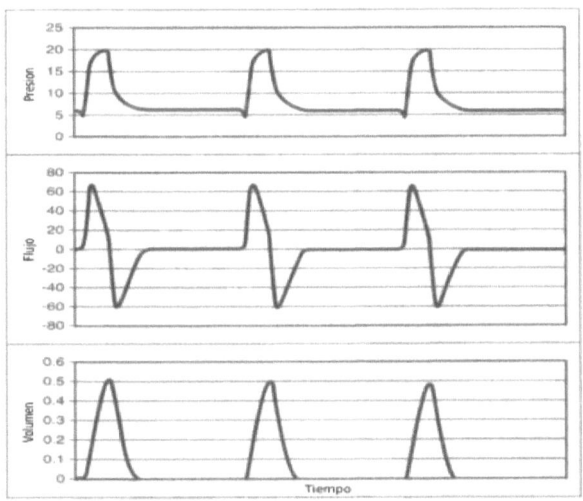

Figura 27: Presión, flujo y volumen vs. Tiempo en Ventilación Volumen Control- A/C

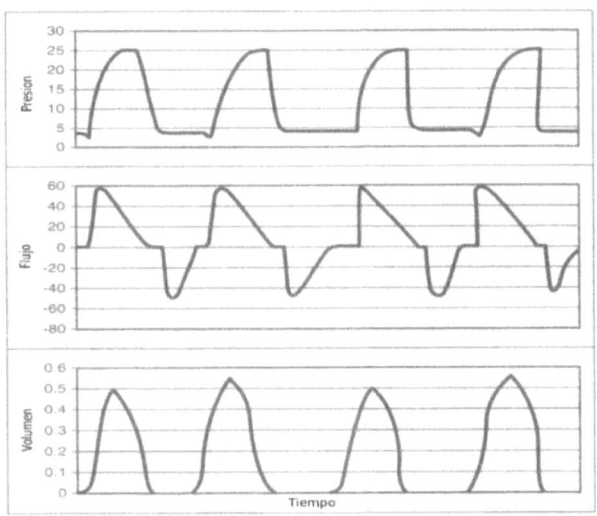

Figura 28: Presión, flujo y volumen vs. Tiempo en Ventilación Presión Control- A/C

Ventilación mandatoria intermitente sincronizada (SIMV):

En este modo se combina la respiración mandatoria del ventilador y la respiración espontanea del paciente.

Respiraciones mandatorias son administradas cuando el esfuerzo del paciente es percibido (sincronizado) por el ventilador. Es un modo en el cual el ventilador realiza sus respiraciones mandatorias en coordinación con las respiraciones espontaneas del paciente. Estas respiraciones están sincronizadas para evitar que se superpongan y causen trastornos en la respiración. Respiraciones espontaneas del paciente contribuyen en volumen tidal (Vt) y frecuencia respiratoria.

La indicación primaria del SIMV, es dar un soporte parcial ventilatorio al paciente.

Ventajas: Respiraciones sincronizadas darían mas "comodidad" al paciente.
Reduce competencia entre ventilador y paciente.
Menos hiperventilación en comparación al modo AC.
Reduce el desbalance ventilación- perfusión.

Desventajas: Puede no ser suficiente el soporte para el paciente, si la frecuencia o Vt están muy disminuidos, puede aumentar el trabajo de respiración. Al igual que A/C, se determina factor de control, este control puede ser de volumen o de presión. Las diferencias son las siguientes:

Volumen-control vs **Presión**-control

Volumen es constante	**Volumen fluctúa**
Presión inspiración varia	Presión inspiratorio es constante
Flujo inspiratorio constante	Flujo inspiratorio fluctúa
Tiempo inspiratorio determinado por flujo y Vt	Tiempo inspiratorio es programado

Ambas características, el de control de volumen o de presión, pueden ser aplicadas tanto en A/C o SIMV.

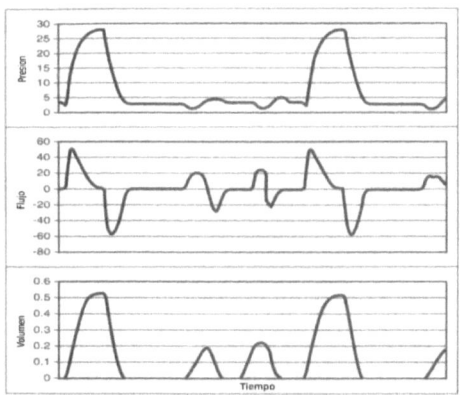

Figura 29: Presión, flujo y volumen vs. Tiempo en Presión Control- SIMV

Cuando se utiliza el control de presión podemos tener como ventajas que disminuye el riesgo de baro traumas y puede reclutar alveolos colapsados e inundados y mejorar la distribución de oxigenación.

Como desventajas, el volumen tidal (Vt) varia con los cambios en adaptabilidad pulmonar (edema pulmonar, ARDS, etc.). Si requerimos aumento de tiempo inspiratorio (TI), el paciente necesitara sedación o parálisis química.

Indicaciones con la presión control:

Mejora sincronía paciente/ ventilador.
Es una magnifica estrategia de protección pulmonar:
La presión inspiratoria baja con flujo desacelerado, puede mejorar relación V/Q y ajustando tiempo inspiratorio puede mejorar oxigenación, aumentando el promedio de presión de la via aérea (MAP).

Ventilación de presión de soporte (PSV).

La presión de soporte es usado para disminuir el trabajo respiratorio espontaneo y al mismo tiempo incrementar el volumen tidal espontaneo. Las respiraciones son espontaneas e iniciadas por el paciente. Aplicación de presión positiva se da a un esfuerzo inspiratorio espontaneo. El flujo administrado es desacelerado. Requiere de un manejo respiratorio intacto. Paciente determina la frecuencia respiratoria, tiempo inspiratorio, flujo máximo y volumen tidal.

Objetivos:

Superar el trabajo de resistencia asociado con el movimiento del flujo por la via aérea y el circuito ventilatorio.
Mejora la sincronía ventilador/ paciente. Incrementa el Vt espontaneo.
Evitar o disminuir la fatiga de músculos respiratorios.
Contraindicado:

> Apnea central
> Patrón respiratorio irregular debido a lesiones neurológicas
> Cuando se administra depresores respiratorios (anestesia o narcóticos).

El nivel de PSV es establecido con un Vt de 10 a 15 ml/kg o una frecuencia respiratoria menor de 25 rpm.

Ventajas: Paciente controla la frecuencia, volumen y duración de la respiración.
Disminuiría el trabajo respiratorio y daría más comodidad al paciente.
Desventajas: Puede no ser suficiente la presión de soporte si condiciones de paciente cambian.
Nivel de presión de soporte permanece constante pese a cambios en el paciente.

Evaluación del paciente: Monitoreo del Vt y de la frecuencia respiratoria.
Mantener el sistema sin perdida de aire (airleak).

Candidatos para aplicar presión de soporte son los que tienen respiración espontanea con centro respiratorio intacto.

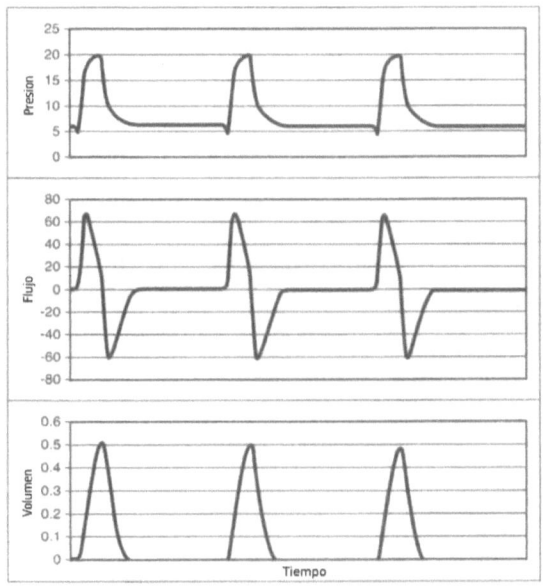

Figura 30: Presión, flujo y volumen vs. Tiempo en Ventilación Presión de Soporte

PEEP: *Presión espiratoria final positiva*
Usado con otros modos ventilatorios: AC, SIMV, PC.
Referido como CPAP cuando se aplica a respiración espontanea.
Aumenta capacidad residual funcional (FRC) y mejora la oxigenación.
Recupera alveolos colapsados.
Distiende pared alveolar.
Redistribuye el fluido pulmonar del alveolo al espacio peri vascular.

CPAP: Presión positiva continua vías aéreas

CPAP es la aplicación de presión positiva durante las dos fases: inspiración y espiración.

Presenta los mismos efectos fisiológicos que PEEP, previene que la presión transalveolar retorne a cero al final de la espiración y sirve para mantener la alveolo viable durante el ciclo respiratorio, asi como para reclutar los alveolos previamente colapsados.

El volumen pulmonar basal se incrementa con esta presión, mejorando la relación ventilación/ perfusión y la oxigenación. Puede disminuir el trabajo de respiración. La variable de control es la presión. La variable de inicio puede ser presión, volumen o flujo. La frecuencia y el volumen tidal son determinados por el paciente. A menudo es el ultimo soporte ventilatorio antes de la extubacion.

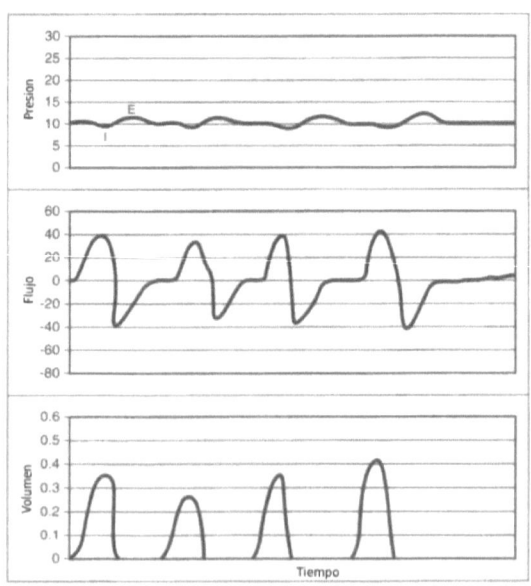

Figura 31: Presión, flujo y volumen vs. Tiempo en CPAP

Indicaciones PEEP/ CPAP:

Insuficiencia respiratoria aguda, PaO_2 < 50 mmHg con FiO_2 de 0.5
Previene y revierte atelectasia, mejora oxigenación.
En pacientes con exacerbación EPOC.
Edema pulmonar agudo.
Falla cardiaca congestiva (CHF).
Asma, fibrosis quística.

Contraindicaciones:

Neumotórax no tratado
No tratada hipovolemia, hipotensión, disminución del gasto cardiaco
Choque cardiogenico
Hemorragia intracraneal
Hernia diafragmática

Consideraciones a tomar en cuenta:
Hay varios factores a tener en cuenta para aplicar CPAP, por ejemplo: si paciente respira por la boca, si refiere claustrofobia, el nivel de conciencia y cooperación, el tamaño y tipo de mascara. El tipo de mascara que puede ser total, oral- nasal o nasal.

Disminución del trabajo respiratorio, de frecuencia respiratoria, disminución del uso de músculosaccesorios, con disminución de $PaCO_2$ y aumento del PaO_2 indica un mejoramiento del cuadro. Caso contrario, si presenta acidosis severa pH< 7.25, hipercapnia $PaCO_2$ > 60, hipoxemia PaO_2/FiO_2 < 200 mmHg y taquipnea indicarían pobre resultado con CPAP.

Efectos adversos:

Disminuye el volumen cardiaco por aumento en la presión intratoracica positiva.

Baro traumas.
Aumenta presión intracraneana.

Presión Positiva vías aéreas a dos niveles (BiPAP)

BiPAP esta designado para aplicar CPAP en fase inspiratoria (IPAP) y en fase espiratoria (EPAP), ambas fases con presiones ajustables. BiPAP provee un soporte ventilatorio parcial, particularmente utilizado en pacientes con apnea del sueno de origen obstructivo. En casos de pacientes que no serán intubados o con indicación de no resucitación, pero que requieren asistencia ventilatoria y disminuir el trabajo respiratorio. BiPAP es efectivo en prevenir intubación y disminuir la mortalidad en pacientes con falla respiratoria aguda. Como BiPAP es una forma de ventilación mecánica, debe seguir las indicaciones respectivas y ejecutarlas en unidad de cuidados intensivos, porque de ser necesarios de ventilación invasiva esta se efectúe sin demora.

Las ordenes a prescribir incluyen: niveles de IPAP, EPAP en cm H_2O; FiO_2, I: E índice, frecuencia de apoyo.

Equipo necesario:

>Ventilador con BiPAP y su circuito respectivo
Apropiada mascara, nasal o facial
Humidificador
Fuente de oxigeno

Indicaciones: Falla respiratoria aguda

>Apnea del sueno, cuando no responde al CPAP
En proceso de facilitar descontinuación de ventilación mecánica.

Contraindicado:

> Neumotórax tensional no tratado
> Presión intracraneal > 15 mmHg
> Inestabilidad hemodinámica
> Cirugía reciente de cara, oral o craneal
> Reciente cirugía esofágica
> TBC no tratada y activa
> Hemoptisis activa
> Enfisema

Evidentemente la observación y evaluación constante del paciente es requerida, la actitud y condición del paciente, la frecuencia respiratoria, el flujo de O_2, oximetro pulsátil, $ETCO_2$.

Ventilación libera presión en vías aéreas (APRV):

APRV este modo combina dos niveles separados de CPAP. El paciente puede respirar espontáneamente en ambos niveles. El nivel alto provee aumento de volumen. Periódicamente, la presión cae a un nivel bajo para la ventilación. Este tiempo es muy corto y no permite al FRC caer demasiado. Esto significa que en este modo la relación I: E es inversa. En este modo las respiraciones mandatorias (del ventilador) son de control de presión, iniciador: es el tiempo, el factor limite: la presión y variable ciclo: tiempo-ciclo.

Bilevel (BiPAP) es similar a APRV excepto que en Bilevel la relación I: E es mas normal y ello permite la no utilización de drogas paraliticas y da oportunidad a una mayor respiración espontanea en BiPAP.

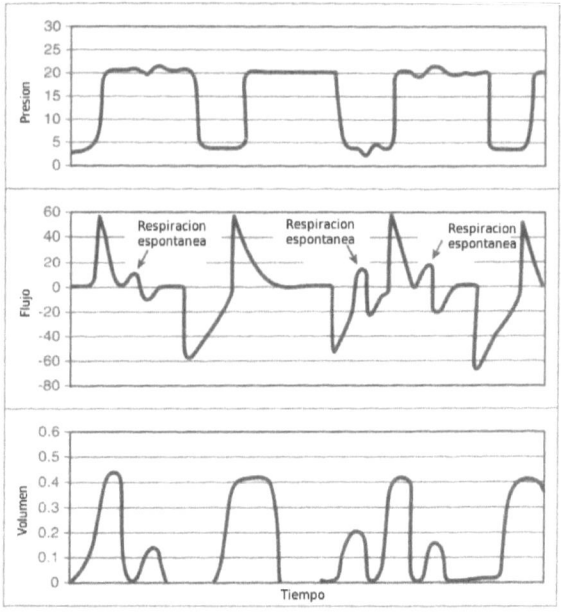

Figura 32: Presion, flujo y volume vs tiempo durante APRV

5. Alarmas del ventilador

Las alarmas del ventilador se activan ante cualquier alteración de los parámetros ventilatorios señalados en el ventilador. Puede darse una alarma cuando la frecuencia respiratoria se altera, cuando el volumen minuto esta incrementado o disminuido, el volumen tidal exhalatorio bajo, ante un episodio de apnea, son algunos ejemplos donde actúan las alarmas del ventilador.

Alarma referente a las presiones:

Alarma se activa por presión alta. El limite de la alarma usualmente es de 10 cmH_2O sobre el promedio de presión máxima (PIP), en este caso el ventilador detiene el soporte ventilatorio. Ejemplo, si tenemos PIP de 30 cmH_2O, la alarma se indica a 40 cmH_2O.

Causas:

- Resistencia al flujo de gas: el tubo del circuito doblado, agua en el circuito, secreciones, bronco espasmo, tos, paciente "peleando" con ventilador (a sincronía).
- Casos donde existe disminución de la adaptabilidad pulmonar: pulmón rígido (fibrosis), atelectasia, neumonía.

Tratamiento: aplicar succión, uso de broncodilatadores, retirar agua de los circuitos.

En la alarma por presión baja se activa usualmente cuando la presión esta 10 cm H_2O por debajo de PIP (limite fijado).

Causas: Desconexión de circuitos, perdida de aire (airleak) en el circuito.

Alarma por volumen tidal bajo o volumen minute bajo: Usualmente 10% debajo de volúmenes previamente determinados. Esta alarma nos permite asegurar una adecuada ventilación alveolar.

Ejemplo: presencia de perdida de aire, disminución de adaptabilidad (compliance) pulmonar.

La alarma de la apnea es activada cuando apnea o frecuencia respiratoria es muy lenta, con esta alarma el ventilador inmediatamente se activa proporcionando determinado volumen tidal, frecuencia respiratoria, FiO_2, y otras funciones afines.

6. Complicaciones de la Mecánica Ventilatoria

Mal función del ventilador:

Verificar parámetros, circuitos, posibilidad de cambiar el ventilador.

Compromiso cardiovascular:

> La ventilación mecánica afecta directamente el sistema hemodinámico, por ejemplo, con
> PEEP incrementado podemos disminuir el gasto cardiaco, disminuir la presión arterial.

Baro trauma / volu traumas:

> Una complicación pulmonar debido a excesiva presión o volumen en los pulmones.

Infección:

> Neumonía asociada al ventilador tiene una alta incidencia que va del 20% al 32%.

Efectos psicológicos:

> De ansiedad, pánico, de dependencia, están presentes en pacientes.

Enfatizamos:

La indicación de ventilación mecánica es para ayudar a resolver la falla respiratoria. Que hay varias maneras de programar los diferentes parámetros del ventilador y va de acuerdo a cada caso en particular. Que el manejo del ventilador debe ser bien entendido y obtener el máximo de su beneficio y minimizando los riesgos que están asociados a su aplicación.

7. Aplicación Clínica de la Ventilación Mecánica (VM)

La habilidad de reconocer que un paciente requiere la necesidad de vías aéreas artificiales y ventilación de soporte, es una cualidad necesaria para quien tiene esta especialidad. Las decisiones tomadas en casos críticos, deben ser basadas en evidencias que permitan su aplicación y cuyos resultados sean beneficiosos para mejorar las condiciones de salud del paciente.

Los objetivos **fisiológico**s de la ventilación mecánica básicamente son:

> Mejorar el intercambio gaseoso pulmonar,
> Incrementar el volumen pulmonar y
> Disminuir el trabajo respiratorio.

Clínicamente los objetivos son:

> Revertir la falla aguda respiratoria, la dificultad respiratoria,
> Revertir la hipoxemia.
> Revertir o prevenir atelectasia,
> Mantener un adecuado FRC,
> Proteger lógicamente las vías aéreas y
> Prevenir otras complicaciones afines.

Podemos considerar tres las etapas en proceso de aplicación de la ventilación mecánica:

> La etapa de inicio,
> La etapa de monitoreo de ventilación mecánica y
> La etapa de terminación o weaning.

Etapa de inicio

Indicaciones: los criterios para instituir ventilación mecánica serian principalmente:

> Apnea o ausencia de respiración
> Una falla respiratoria aguda
> Desarrollo de falla respiratoria y

Falla en la oxigenación.

Patologías donde ventilación mecánica esta indicada: Apnea, exacerbación EPOC (con disnea, taquipnea, acidosis respiratoria aguda), inestabilidad cardiovascular, alteración mental, el incremento copioso de secreciones, pacientes con enfermedades neuromusculares con compromiso de permeabilidad de las vías aéreas.

Datos del paciente:

a. **Gases arteriales:** pH < 7.35, PCO_2 > 45, PO_2 < 80 mmHg

b. **Función pulmonar:**
 Vt   < 5ml/kg
 VC   < 10ml/kg
 Fc resp   > 20rpm o < 8 rpm
 Vent/min   > 10 L/min
 Pr. Insp Max < -20 cmH_2O

c. **Evaluación fisiológica:**
 Qs/Qt (shunt) > 20%
 Vd/Vt   > 60%
 Cst   < 25 ml/cmH_2O (compliance estatica)

Parámetros a establecer al inicio de la ventilación mecánica:

Un alto porcentaje de pacientes que necesitan ventilación mecánica, eventualmente requieren de una ventilación mecánica invasiva con via aérea artificial (75%). Otra posibilidad de ventilación mecánica es la no invasiva, sin via aérea artificial y representaría un 25%.

Ventilación mecánica invasiva

Modo de ventilación: consiste en el tipo de respiración y del patrón respiratorio. Este modo esta determinado por varios factores anteriormente mencionados:

- Tipo respiratorio: puede ser mandatorio, espontaneo, asistido.
- Variable de control: a volumen o a presión.

Cualquier modo es aceptable en un inicio del soporte ventilatorio.

La selección de control de volumen o presión se basa en la consistencia de tener un volumen tidal determinado o si es importante tener una presión limite.

La ventaja de la ventilación volumen es que garantiza un volumen minuto señalado y se usa para mantener un cierto nivel de $PaCO_2$. La desventaja es cuando condiciones del pulmón empeoran, las presiones pueden aumentar y ocasionar una peligrosa sobre distensión alveolar.

Los parámetros basicos a determinar en ventilación volumen son: el volumen tidal, frecuencia respiratoria, flujo inspiratorio, patrón del flujo, FiO_2, PEEP.

Volumen tidal (Vt): rango entre 8-12 ml/kg (10 ml/kg del peso corporal ideal)

Frecuencia (f): 8-12 rpm

FiO_2: Si hay información previa y paciente esta estable 40-60%

Emergencia: aplicar FiO_2 de 100%

Sensibilidad: -1 a -2 cmH$_2$O

Alarma Máxima presión: 10 cmH$_2$O sobre la presión máxima establecida (PIP).

Alarma Mínima presión: 10 cmH$_2$O debajo presión máxima establecida (PIP).

Alarma PEEP/ CPAP: 2-3 cmH$_2$O debajo del PEEP/CPAP establecido.

Alarma del volumen tidal espiratorio bajo: 200-300 cc debajo del volumen mandatorio determinado (Vt).

Alarma de la frecuencia respiratoria: 5 a 10 rpm por sobre o debajo de la frecuencia determinada.

Sigh (suspiro) parámetros: volumen 1.5 veces el volumen tidal, la frecuencia 1 cada 15 minutos.

Si se decide por ventilación con control de presión, la presión será una constante, el volumen variara de acuerdo a las condiciones pulmonares y su principal ventaja será que el clínico determina un máximo o limite de presión lo que evitaría una sobre distensión alveolar.

Cual es mejor modo de ventilación a presión o a volumen?

Ambos pueden ser usados al inicio de ventilación mecánica. Pacientes sin antecedentes de patología pulmonar pueden usar tanto volumen o presión. Si existe antecedente de patología pulmonar (neumonía, EPOC), el de volumen es más aconsejable, porque estabiliza mejor el volumen/ minuto y gases arteriales que el de presión.

Segunda Etapa: Monitoreo

Monitorear al paciente durante el uso de ventilación mecánica con el cuidado constante, observación de condición del paciente y el uso de pruebas técnicas que permitirá obtener información actualizada y útil en su tratamiento.

Datos a obtener tenemos:
Observar los signos vitales, sensorio, ruidos respiratorios, ECG, gases arteriales (ABG).

Datos del paciente: en CPAP (espontaneo): Vt, VC, f, MIP, f/vt.
Durante ventilación (no espontanea): Vt, f, volumen minuto, I: E, volumen alveolar.
Presiones de las vías aéreas, tanto la compliance estática como dinámica deben ser evaluadas.
 Compliance dinámica = Vt / PIP − PEEP
 Compliance estática = Vt / Plateau pr − PEEP N= 60-100 ml/cmH_2O

Las presiones se incrementan por:

a. Por aumento Resistencia de las vías aéreas (Raw)

$$Raw = PIP - Plateau$$

Aproximadamente en pacientes intubados la Raw es 6 cmH_2O.

Esta formula nos permite saber cuanta presión va a las vías aéreas y cuanta va a los alveolos. Por ejemplo, si PIP es de 25 cm H_2O y Plateau es 20 cm H_2O, la presión perdida en vías aéreas por causa de la resistencia es 25 − 20 = 5cm H_2O.

Causas de aumento Raw: secreciones, bronco espasmo, edema de la mucosa o ETT diámetro menor.

Tratamiento: succión, broncodilatadores, cambiar ETT a un diámetro mayor.

b. Disminución de la compliance pulmonar (C)

La disminución de la compliance pulmonar va a provocar un aumento de PIP y aumento de la presión Plateau.

Causas a tomar en cuenta: atelectasia, edema pulmonar, ARDS, neumonía.

Tratamiento: aumentar PEEP y tratar la causa que origina el problema.

Presión promedio via aérea (Paw): Es la presión promedio transmitida en las vías aéreas desde el inicio de una respiración al inicio de la siguiente respiración.

Los controles que intervienen directamente en la presión de la via aérea son:

    Presión positiva de inspiración (PIP)
    Frecuencia respiratoria (f)
    Tiempo inspiratorio (TI)
    PEEP
    Flujo máximo

Volumen Tidal (Vt)
Valores Paw: Normal   5-10 cmH_2O
    Obstrucción   10-20 cmH_2O
    ARDS   15-30 cmH_2O

El monitoreo de gases arteriales, evaluación y correcciones respectivas deberán ejecutarse durante ventilación mecánica.

Para normalizar un $PaCO_2$ alto:
    Aumentar el Vt.

Aumentar la frecuencia respiratoria.
Disminuir o remover el espacio muerto.

Para normalizar un $PaCO_2$ bajo:

Disminuir la frecuencia respiratoria.
Disminuir el Vt.

Para incrementar un bajo PaO_2:

Aumentar el FiO_2 de 5-10 % cada vez.
Aumentar PEEP (hasta lograr aceptable oxigenación y no cause efectos secundarios: (disminuir la compliance, disminuye el volumen cardiaco y puede ocasionar baro traumas)

Para disminuir un alto PaO_2
Disminuir FiO_2 menos de .60
Luego disminuir PEEP.

Ajustes de parámetros ventilatorios

Tiempo inspiratorio relacionado a tiempo espiratorio: Normal 1:2, 1:3 Tiempo espiratorio debe ser normalmente mayor que el inspiratorio. En pacientes con EPOC, el tiempo I: E puede ser 1:4, 1:5.

Aumentando nivel de flujo podría aumentar el tiempo por exhalación. Posición del paciente al inicio de ventilación de posición supina, luego bajo o semi Fowlers. Ajustar presión de soporte; que ayuda a superar la resistencia del circuito del ventilador y se utiliza en el proceso de weaning.

PEEP: Es usado para aumentar FRC, mejorar la compliance y mejorar oxigenación.

PEEP entre 2-10 cmH_2O es fisiológicamente normal. Incrementar 2 cmH_2O cada vez, hasta obtener óptimo resultado. Se considera óptimo cuando llega a buena oxigenación sin causar efectos secundarios hemodinámicos.

Volumen de suspiro (sigh): usado para disminuir microatelectasias. Es 1.5-2 veces Vt.
Frecuencia 1 a 3 cada 5-15 minutos.

El flujo: la formula para calcular el flujo adecuado: (**Vt x frecuencia**) x (**I + E**)

Ej. Cual es la cantidad de flujo requerido para lograr una razón de 1: 4, si Vt es 600 ml y frecuencia es 10?

(Vt x f) x (I + E)
(600 x 10) x (1 + 4)
6,000 x 5 = 30,000 ml/min o sea 30 L/min
El flujo requerido seria de 30 L/min.

Durante ventilación mecánica se selecciona el flujo del ventilador y el patrón del mismo. El flujo que se indica en la ventilación mecánica es el volumen de flujo administrado por el ventilador en el gas inspirado. La mejor forma de administrar flujo (aire) dentro de los pulmones es hacerlo lo mas pronto posible y el flujo a determinar este de acuerdo a las condiciones de los pulmones del paciente. Un tiempo inspiratorio corto, no es difícil de obtener en pulmones normales. El flujo administrado en 1 segundo, como un I: E de 1:2 o 1:4 es recomendado.

Seleccionar un patrón de flujo, al igual que el flujo depende de las condiciones pulmonares de cada paciente en particular. Por ejemplo, un paciente en el post operatorio, recuperándose de la anestesia, tiene poca demanda de flujo. Caso contrario sucede en paciente adulto joven con neumonía e hipoxemia severa que si tiene fuerte demanda de flujo.

El patrón de flujo puede ser constante, ascendente, sinusal o descendente. El clínico decide cual a usar, siendo el patrón constante y el descendente los comúnmente indicados.

Tercera Etapa: Desconexión (weaning) del ventilador

Una vez que la causa que origino necesidad por la ventilación mecánica ha sido resuelta, esta debe ser descontinuada. Esta maniobra es simple para la mayoría de los casos, casi un 80% solo requieren por periodo corto de tiempo y pueden ser desconectados pronto. Ejemplo de ello tenemos pacientes post operados en recuperación post anestesia, pacientes tratados por sobre dosis de droga sin complicaciones o en casos de asma exacerbada. Si el periodo de ventilación es mayor > 5 días, el proceso de weaning es aplicado. Weaning es la descontinuación lenta del ventilador.

Recomendaciones

Desconexión o weaning es el proceso por el cual se libera al paciente del soporte mecánico ventilatorio de manera lenta.

Recomendaciones de la Sexta Conferencia Internacional de Medicina de Cuidados Intensivos,

2005 para los efectos de la descontinuación o weaning de la ventilación mecánica:

1. Pacientes deben ser divididos en grupos, basados en dificultad y duración del proceso de enfermedad. Por ejemplo, pacientes con periodos de intubación variables, los de periodos cortos o prolongados (de varios días), tendrán diferentes etapas en la descontinuación del ventilador.
2. La desconexión debe hacerse lo mas pronto posible, obviamente considerando las condiciones aceptables del paciente.

3. La prueba de respiración espontanea es el mejor método de diagnostico para determinar si un paciente puede ser extubado exitosamente.
4. La prueba inicial debiera durar no menos de 30 minutos y consiste en el uso de "T – Tube" o el uso de presión de soporte (PS).
5. Los modos de presión de soporte o de control asistido debieran usarse en pacientes que fallan en las pruebas iniciales.

Ventilación no invasiva pudiera ser considerado en pacientes seleccionados para acortar el tiempo de intubación.

Criterios para la desconexión de la ventilación mecánica

El más importante criterio es que se haya corregido la causa que origino la aplicación de la ventilación mecánica.

Luego preguntarse:

Es el estado de oxigenación del paciente adecuado?
Es la condición hemodinámica del paciente estable?
Puede el paciente respirar espontáneamente?
Si las respuestas son positivas las condiciones para la desconexión del ventilador están dadas.

Cuadro 7.1: Criterios comunes para la desconexión de la VM

CATEGORIA	MEDIDAS	VALORES
VENTILACION	frecuencia resp. (rpm)	6-30
	Vt (ml/kg)	> 5
	VC (ml/kg)	> 10-15
	RSBI (f/Vt)	< 105
	Vol. Min (L)	< 10
	$PaCO_2$ (mmHg)	< 50
	pH	> 7.35
OXIGENACION		
	FiO_2	< .40-.50
	PEEP (cmH_2O)	5-8
	SaO_2 (%)	> 90
	PaO_2 (mmHg)	> 60
	PaO_2 / FiO_2	> 200
	Qs/ Qt (% shunt)	< 15-20
RESERVA PULMONAR		
	Presión insp max (cmH_2O)	< -20
	Compliance estática (ml/cmH_2O)	> 25

Procedimientos a emplear en el proceso de desconexión

La ventilación de soporte puede ir disminuyendo a medida que el paciente vaya recuperando sus condiciones en mantener un adecuado trabajo respiratorio.

Los métodos más usados para gradualmente reducir este soporte son el SIMV, presión de soporte y el uso de "tubo T". Nuevos métodos se consideran como el de compensación del tubo automático.

Para este proceso de desconexión se requiere el personal entrenado, paciente instruido y notificado acerca del proceso, suspender drogas que afecten la respiración, entre otras medidas como que es preferible realizar el procedimiento durante el día.

Cuadro 7.2: Protocolo de desconectar la Ventilación Mecánica

CRITERIO	RESULTADO
1. Lo que debe mostrar el paciente:	
¿Se ha corregido el motivo que origino uso de ventilación mecánica?	NO, suspender hasta día Siguiente
¿Esta hemodinámicamente estable?	NO, suspender hasta el día siguiente
¿Adecuados gases arteriales?	
¿La sedación es mínima?	
2. Despues de 3 minutos que paciente este en respiración espontanea, observar:	
¿Lo tolera?	Sí, proseguir si lo tolera
¿Es f/Vt<105?	No, posponer al día siguiente
3. ¿Puede paciente tolerar respiración espontanea por más de 120 min?	Sí, posible extubación No, posponer al día siguiente

Durante proceso de desconexión, el monitoreo y evaluación del paciente es constante y a cargo del medico, terapista respiratorio y enfermera. Los datos son complementados con gases arteriales y la evolución hemodinámica que permitirá decidir la descontinuación de la ventilación mecánica.

Razones comunes que provocan la falla en descontinuar o weaning de la ventilación de soporte:

      Proceso muy forzado y extenuante.
      Falla del corazón izquierdo.
      Pobre estado nutricional, deficiencia Mg, fosfato.

Infección.
Falla de un órgano o sistema mayor.
Falla técnica.

Los signos tempranos del weaning fallido incluyen: taquipnea, disnea, uso de músculos accesorios, dolor en el pecho, asincronía abdominal- torácico, sudoración, en este punto el paciente debe volver inmediatamente al soporte ventilatorio previo. Debe determinarse la causa de esta falla y corregirla antes de intentar nuevamente el proceso.

Enfatizar:

El primer criterio para indicar la descontinuación de la ventilación de soporte es haber corregido la causa que origino esta falla respiratoria.

Que exista un adecuado intercambio gaseoso, una mínima oxigenación y ventilación de soporte antes de iniciar el proceso de descontinuar.

El mas efectivo indicador para iniciar el proceso es RSBI: f / Vt < 105.
El uso de protocolos es beneficioso.
La principal causa de fallar en desconectar es el trabajo respiratorio forzado del paciente.

8. Proceso de Extubacion

La decisión clínica de proceder a la remoción de la via aérea artificial esta, en que las vías aéreas estén permeables y que el paciente tenga la habilidad de proteger las mismas. Tener presente que el proceso realizado al paciente de desconectar del soporte ventilatorio con resultado favorable no implica extubacion inmediata.

Hay que evaluar las vías aéreas superiores, si las secreciones son abundantes, el paciente tenga capacidad (tos fuerte) y que pueda movilizar estas secreciones. Los riesgos de obstrucción de vías aéreas, de aspiración y la dificultad de eliminar las secreciones están siempre presentes. Hay factores que pueden afectar una extubacion y podríamos nombrar: El tipo de patología, si es quirúrgica o medica; aguda o crónica, el tipo de enfermedad, edad. Si la intubación fue traumática o no, el tiempo de la ventilación mecánica de soporte (horas, días), si el proceso de weaning fue adecuado o no. Las condiciones de salud, el estado de sedación, de presencia de anemia, fiebre, etc.

Es evidente que complicaciones al extubar al paciente puede conducir a una re intubación en muchos casos, lo que aumentaría el riesgo de infección (como neumonía) e igualmente el índice de mortalidad.

Una técnica de evaluar la permeabilidad de la via aérea superior es la de desinflar el cuff (air leak) y por auscultación notar la filtración o fuga de aire. Si esta no se produce, no es recomendable la extubacion. Esta se postergaría y el uso de esteroides estaría indicado.

Una vez tomada decisión de extubar, se instruirá al paciente del proceso a realizar, con su consentimiento, damos inicio al proceso en si. Se coloca al paciente en posición semi Fowler (sentado) de manera confortable, tener disponible equipo de resucitación, O_2 y mascara O_2. Se pre oxigena al paciente, FiO_2 100%, se succiona nuevamente y también la cavidad oral, se desinfla el cuff del ETT, se indica al paciente que haga una inspiración profunda momento en que se retira la via aérea artificial. Se le indica que tosa, se aspira cavidad oral y se observan signos vitales. El monitoreo ha sido constante en todo este procedimiento. Si es necesario, luego de extubacion se puede indicar oxigeno por cánula nasal, o mascara simple, incluso agregar humidificador. Hay que observar la presencia de estridor, de estar presente indicar epinefrina racemica y si este es muy pronunciado la posibilidad de re intubación estaría presente.

Se observara signos vitales, saturación de O_2, se auscultaran ruidos pulmonares, tipo de respiración para asegurar la condición estable del paciente. La recomendación para un buen resultado es seguir las pautas indicadas, tener un protocolo ayudara notablemente y la decisión del clínico será la mas apropiada.

Preguntas:

1. Cual de las siguientes condiciones es un desorden que puede causar falla respiratoria hipercapnia como resultado del aumento de su trabajo respiratorio?

    a. asma
    b. botulismo
    c. acidosis metabólica
    d. hemorragia cerebral

2. Cual de las siguientes causas demuestra la necesidad por intubación y ventilación mecánica?

    a. hipoxemia refractaria
    b. falla respiratoria aguda
    c. falla respiratoria crónica
    d. hipoxia

3. Paciente de 60 kilos, con Síndrome de Guillain Barre, es monitorizado en UCI en las últimas 6 horas. La presión inspiratoria máxima (PIM) y VC son reportadas como sigue:

Tiempo	PIM	CV
07:00	- 40 cmH$_2$O	3.1 L
09:15	- 35 cmH$_2$O	2.8 L
11:25	-25 cmH$_2$O	1.5 L
13:10	- 15 cmH$_2$O	0.64L

Luego del ultimo control, que recomendación terapéutica sugeriría?

    a. 50% air entrainment mask
    b. CPAP
    c. intubación y ventilación mecánica
    d. ventilación presión positiva no invasiva

4. Cual de lo siguiente puede causar en un paciente con ventilación mecánica, si el PIP se incrementa de 20 a 40 cmH$_2$O mientras la compliance estática permanece invariable?

   a. remoción de tapones mucosos
   b. incremento de la resistencia de la via aérea
   c. neumotórax tensional
   d. disminución de la adaptabilidad o elasticidad

5. Por cual mecanismo PEEP causa un incremento en la presión intracraneana?

   a. gasto cardiaco y retorno venoso están aumentados
   b. volumen sistólico (stroke volumen) esta disminuido
   c. presión venosa central esta aumentada
   d. retorno venoso esta disminuido, lo cual resulta en hemorragia intracraneana

6. Cual de lo siguiente es una absoluta contraindicación al uso de PEEP- CPAP?

   a. presión intracraneana aumentada
   b. hiperventilación severa
   c. disminución de la compliance pulmonar
   d. neumotórax no tratado o neumotórax tensional

7. Un paciente de 35 anos, con ARDS esta con ventilación mecánica a control de presión. Basado en ABG, el terapista aumenta PEEP de 14 a 18 cmH$_2$O. Cual de lo siguiente el terapista debe monitorear inmediatamente después de hacer el cambio?

   a. gasto cardiaco
   b. creatinina
   c. Hemoglobina
   d. potasio sérico

8. La dificultad del paciente de compensar el gasto cardiaco disminuido durante ventilación a presión positiva, resulta en cual de lo siguiente?

   a. hemorragia severa
   b. incremento de la presión arterial
   c. compromiso de la perfusión
   d. mantenimiento de la presión arterial normal

9. La presión que es más influenciada en los efectos hemodinamicos de la ventilación a presión positiva, es cual de las siguientes?

   a. PEEP
   b. PIP
   c. Presión de Plateau
   d. presión media de la via aérea

Respuestas: 1. A, 2. B, 3. C, 4. B, 5. C, 6. D, 7. A, 8. C, 9. D.

SECCION VIII

ENFERMEDADES RESPIRATORIAS

INTRODUCCION

Pacientes con enfermedades respiratorias requieren de una historia médica detallada y de un examen físico complementario. Las pruebas auxilares a solicitar permitirán confirmar las presunciones diagnosticas del clínico.

En cuanto a los pacientes que padecen de enfermedades respiratorias a menudo pueden presentar síntomas como: disnea, fatiga, dolor torácico, tos, expectoración, intolerancia al ejercicio, hemoptisis y otras manifestaciones más. El diagnostico diferencial es importante y si evaluamos por ejemplo la disnea, que es una manifestación frecuente en enfermedades respiratorias, hay que hacer notar la presentación si es aguda o no, si se incrementa o alivia con ciertos factores o condiciones, si va acompañado de tos, hemoptisis, dolor torácico, sibilantes para diferenciarlo por ejemplo de una condición cardiaca. Las pruebas como la espirómetro, $DLCO_2$, gases arteriales, radiografía del tórax, CT scan, MRI, angiografía, broncoscopia contribuirán en el estudio del paciente y en su eventual tratamiento.

A. ENFERMEDADES PULMONARES OBSTRUCTIVAS

Las enfermedades obstructivas son enfermedades con dificultad respiratoria y se caracterizan por patrón obstructivo en prueba funcional pulmonar, muestran una obstrucción espiratoria del flujo de aire.

Dentro de este grupo de enfermedades tenemos las enfermedades pulmonares obstructivas crónicas (EPOC-COPD), grupo de enfermedades caracterizado por la obstrucción espiratoria del flujo de aire y complicada con un cuadro inflamatorio progresivo. Presentan un flujo aéreo limitado y pobremente reversible, que lo diferencia de otras patologías como el asma, que es un cuadro inflamatorio crónico y con hiperactividad de sus vías aéreas pero la limitación del flujo aéreo es reversible.

1. ENFERMEDAD PULMONAR OBSTRUCTIVA CRONICA (EPOC-COPD):

EPOC comprende enfermedades como la bronquitis crónica, el enfisema pulmonar, broquiolitis crónica. EPOC es una patología muy frecuente y ocupa el cuarto causal de mortalidad en EU. El cigarro es el factor etiológico más común (90%).

BRONQUITIS CRONICA

La bronquitis crónica se diagnostica cuando paciente presenta tos productiva durante por lo menos 3 meses consecutivos en un periodo mínimo de dos años consecutivos. Relacionada claramente al fumador y también a la contaminación ambiental, infecciones y a enfermedades genéticas.

Los hallazgos patológicos son la hiperplasia de las células de goblet, secreciones abundantes, y fibrosis. La bronquitis crónica es primariamente una enfermedad de las vías aéreas y no del parénquima pulmonar. El cuadro clínico es similar al enfisema, con la diferencia en la producción de esputo y las infecciones bacterianas recurrentes. El tratamiento es el uso de broncodilatadores y corticosteroides. Fisioterapia del tórax también es recomendada.

ENFISEMA

Enfisema es la dilatación de los espacios aéreos con destrucción de la pared alveolar e insuficiencia de la elasticidad. También inducida por el fumar, la contaminación ambiental y ocupacional. Frecuentemente complicada con bronquitis crónica.

Como enfermedad crónica, la presentación de disnea progresiva en forma insidiosa, intolerancia al ejercicio, fatiga, perdida de peso, ansiedad, depresión y aumento de trabajo respiratorio. Con el tiempo, los volúmenes pulmonares se incrementan (hiperinflación), el diafragma es plano. El sistema cardiovascular es afectado por la destrucción de las paredes alveolares. Posterior vasoconstricción pulmonar por hipoxemia, va originar una falla ventricular derecha, luego cor pulmonar agregado.

Los síntomas de estos pacientes con EPOC son: disnea, tos y expectoración que cuando son notorias implican una exacerbación del cuadro. En el examen físico, el paciente muestra una prolongada exhalación, el uso de músculos accesorios, hay hipersonancia a la percusión, un aumento del volumen torácico y disminución de los ruidos respiratorios.

Los rayos X no son específicos en un inicio, pero ayudan a evaluar la presencia de complicaciones como la neumonía o neumotórax. Posteriormente la radiología mostrara hiperinflación, diafragma plano y cambios en el parénquima pulmonar.

Pruebas funcionales pulmonares diagnostican EPOC con la presencia de obstrucción del flujo espiratorio, un disminuido FEV1/capacidad vital de esfuerzo < 0.7. FEV1 es muy usado para seguir el curso de la enfermedad e indicar como va el desarrollo de la misma.

FEV1 es el importante indicador de pronóstico de la enfermedad y de la mortalidad en pacientes con EPOC. Cuando el FEV1 es menos de 1 L, la supervivencia mayor de 5 anos es aproximadamente del 50%. Gases arteriales mostraran una aguda o crónica hipercapnia. Una progresiva acidosis respiratoria será indicación de una ventilación asistida.

La principal causa de las exacerbaciones de paciente con EPOC son las infecciones, tanto virales (por ejemplo, influenza, adenovirus) o bacterianas (H. influenza, S. neumococica). El tratamiento en general considera:

a. Oxigeno suplementario tratando de mantener un PaO_2 entre 55-60 mm Hg.
b. Broncodilatadores: beta2 adrenérgicos agonistas.
c. Anti colinérgicos: ipratropio bromide.
d. Glucocorticoides: metil prednisolone.
e. Terapia anti microbiana, dependiendo de presencia infecciosa por ej. neumonía.

La prevención es la mejor medida a considerar, muchos tratamientos son limitados, como en el enfisema evitar el tabaco es la medida esencial para disminuir la incidencia de estas patologías. Del mismo modo, si ya esta establecida la enfermedad, la prevención de complicaciones, como las infecciones, es la prioridad. El uso de broncodilatadores, mucoliticos, anti inflamatorios contribuyen a esta finalidad.

2. ASMA.

Asma es una enfermedad crónica de las vías aéreas con inflamación e hipersensibilidad a una amplia variedad de agentes alérgenos. Este proceso inflamatorio seria el principal responsable del asma, dado que muestra un incremento elevado de células inflamatorias en la pared de la via aérea. El epitelio esta infiltrado con eosinofilos, macrófagos, linfocitos T, los cuales producen múltiples y solubles mediadores (citokinas, bradikininas, leukotrienes).

Las paredes de la via aérea en pacientes asmáticos esta caracterizada por hiperplasia e hipertrofia de las células musculares lisas, edema, infiltración inflamatoria.

El cuadro clínico muestra crónicos episodios de disnea y tos, sibilancias que pueden durar horas, desarrollando una insuficiencia respiratoria que incluso puede ameritar una ventilación mecánica de soporte. Esta sintomatología se presenta mas frecuente durante las noches, se empeoran los síntomas, agregándose expectoración, dolor torácico, diaforesis, presencia de músculos accesorios respiratorios, cambios mentales, desde la agitación a la somnolencia. En estas condiciones el tratamiento debe ser rápido y agresivo.

La radiografía de tórax no esta indicada en un primer momento, pero si es útil para valorar sobre posibles complicaciones, como neumonía, neumotórax. Gases arteriales al mostrar un PaO_2 < 60 mm Hg es signo de bronco constricción y una condición respiratoria delicada. Si la insuficiencia respiratoria persiste se requerirá de hospitalización. La evaluación del paciente, en especial en cuadro agudo, debe ser inmediata y poder definir la severidad del cuadro y si necesita una intervención urgente. El examen clínico, los antecedentes del paciente, cuantas hospitalizaciones hubo por el mismo cuadro, si fue intubado o no, son algunos de los datos a obtener. La obtención de FEV1 o flujo espiratorio máximo (peak flow) ayudaran en la evaluación de la severidad del cuadro y de la respuesta al tratamiento.

Manejo terapéutico consiste en:

a. O_2 suplementario: tratando de mantener saturación O_2 > 90%.
b. Broncodilatadores: beta2 adrenérgico agonistas como albuterol. 6-12 inh o 2.5 mg via nebulización cada 20 minutos, en los casos agudos.
c. Anti colinérgicos: Ipratropio bromide: 0.5 mg cada 3-4 horas medneb.

d. Corticosteroides sistémicos: methylprednisolona: 125 mg EVdosis inicial, prednisona: 40mg / día por 5 días.
e. Corticoides via inhalación: fluticasone 8 inh/día, budesonide 8 inh/día.
f. Antibióticos: se recomienda cuando se presentan complicaciones, neumonía, sinusitis. Las dosis y tiempo de administrar este tratamiento depende de las condiciones de cada paciente en particular.
g. Leukotriene antagonistas: Montelukast, zafirlukast.
h. Metilxantinas: teofilina.5-15 ug/mL.

El asma bronquial puede presentar complicaciones que aparte de agregarse una infección, puede evolucionar a una bronquitis crónica y/o enfisema pulmonar.

3. BRONQUIECTASIA

Bronquiectasia es una condición de permanente dilatación anormal bronquial, causada por infección crónica, con inflamación y necrosis de las paredes bronquiales. Generalmente afecta los lóbulos inferiores de ambos pulmones.

Esta patología es causada por recurrentes y crónicas infecciones, como la neumonía necrotizante (S. aureus), tuberculosis, o infecciones con atípicas mico bacterias.

Las características clínicas incluyen la producción copiosa de secreciones purulentas, hemoptisis, recurrentes infecciones pulmonares que pueden ocasionar absceso pulmonar. Pacientes presentan disnea, tos productiva, ruidos respiratorios anormales, fatiga. Clubbing puede presentarse en aproximadamente en un 40% de estos pacientes. Las pruebas funcionales pulmonares muestran una variedad de grados de obstrucción. Las radiografías de tórax pueden ser normales o pueden mostrar engrosamiento de las paredes bronquiales, la tomografía computarizada (CT) es más sensitiva a la detección de la dilatación de las vías aéreas.

4. FIBROSIS QUISTICA

Fibrosis quística es una enfermedad genética, recesiva autosomica, altamente mortal en la raza blanca. Cerca de 1,000 nuevos pacientes son diagnosticados cada ano en los EU. Es causada por la mutación del gen regulador conducción de la transmenbrana de la fibrosis quística (CFTR), localizada en el cromosoma 7. Es la mutación de una proteína que controla el movimiento de iones cloruro atraves de la membrana celular. Esta función es esencial para la regulación apropiada de secreciones.

Presenta mal función de las glándulas exocrinas, resultando un aumento en la viscosidad de mucosidad e incremento de la concentracion de sodio y cloruro en sudor y lagrimas. La prueba del sudor es importante para el diagnostico. La secreción por las glándulas sudoríparas de sodio y cloruro es normal, sin embargo, la reabsorción por los conductos sudoríparos esta defectuoso.

Clínicamente se manifiesta con:

a. Enfermedad pulmonar crónica: causada por mucosidad abundante que facilita infecciones secundarias, bronquitis crónica severa, bronquiectasia, abscesos pulmonares. Las vías aéreas son colonizadas inicialmente por S. aureus o H. influenza, seguidos por Pseudomonas aeruginosa. Si las obstrucciones son persistentes el paciente se complica y muere por falla respiratoria.
b. Insuficiencia pancreática, con deficiencia de enzymas pancreáticas, ocasionando mala absorción y esteatorrea.
c. Obstrucción del intestino delgado en el recién nacido, causado por un meconio viscoso y espeso.

La prueba de cloruro en sudor es diagnostico de fibrosis quística, valor: mas de 60 mEq L.

El tratamiento consiste en una higiene vías aéreas, broncodilatadores, mucoliticos, oxigenación, fisioterapia, antibióticos como la tobramicina y nutrición adecuada. La sobrevivencia es en promedio la tercera década de vida. Transplante de pulmón es una alternativa a considerar.

B. ENFERMEDADES PULMONARES RESTRICTIVAS

Las enfermedades pulmonares restrictivas son un grupo de enfermedades que se caracterizan por la disminución de la expansión pulmonar y reducción de la capacidad pulmonar total.

Estas patologías incluyen:

- Anormalidades en la pared del tórax, tanto óseas como neuro musculares que limitan la expansión pulmonar.
- Otro grupo de patologías incluyen a las enfermedades pulmonares intersticiales, que se caracterizan por acumulación en el intersticio de material celular o no, este material entre las paredes alveolares que limitan la expansión y a menudo interfieren con el intercambio gaseoso.

Dentro de este grupo de enfermedades pulmonares intersticiales podemos mencionar:

En condiciones agudas: la insuficiencia respiratoria adulta o neonatal, el edema pulmonar, infecciones, y en condiciones crónicas, donde aproximadamente el 30% de pacientes con enfermedad pulmonar intersticial, tienen la fibrosis pulmonar idiopática como enfermedad pulmonar primaria.

Los pacientes con enfermedad intersticial pulmonar se caracterizan por:

    Síntomas respiratorios como disnea y tos.
    Infiltrados bilaterales en radiología torácica.

Anormalidades fisiológicas relacionadas a la restricción pulmonar y

Las anormalidades histológicas que muestran fibrosis e inflamación.

5. PATOLOGIAS RESTRICTIVAS AGUDAS

5.1 SINDROME DE INSUFICIENCIA RESPIRATORIA AGUDA EN EL ADULTO (ARDS)

ARDS es producido por un daño alveolar difuso, que resulta en un aumento de la permeabilidad alveolo - capilar, causando ingreso de fluido rico en proteína dentro del alveolo. Posteriormente se formaría una membrana hialina intra alveolar compuesta de fibrina y restos celulares. Como consecuencia habrá un empeoramiento del intercambio gaseoso derivando a una hipoxia severa.

Las causas pueden ser de diferentes mecanismos, shock, infección severa, trauma, pancreatitis aguda, inhalación de sustancias químicas, toxicidad de O_2, sobre dosis de drogas. Siendo el shock la mayor causal de lesión pulmonar aguda y subsecuentemente del ARDS. ARDS se inicia por daño del endotelio del capilar alveolar y del epitelio alveolar, observándose factores que influencian en este proceso: 1.Los neutrofilos que eliminan sustancias toxicas a la pared alveolar, 2. La presencia de micro émbolos al activarse la cascada de coagulación y 3. La toxicidad de O_2, mediado por la formación de radicales libres de O_2. Insistimos que este proceso inflamatorio, tanto del endotelio del capilar pulmonar, como del epitelio alveolar, van a provocar la salida de plasma rico en proteína fuera de los capilares, primero al intersticio y luego al espacio alveolar. La pared alveolar se va engrosar y el espacio alveolar será ocupado por células inflamatorias, de desecho y edema, y algunos alveolos se colapsaran.

Como consecuencia se observara un pulmón rígido, con una compliance reducida al igual que volúmenes pulmonares reducidos (una FRC disminuida). Las lesiones del parénquima también afectaran las vías aéreas, especialmente los bronquiolos y los conductos alveolares, que se colapsaran y contribuirán a la perdida de ventilación en algunas áreas. El infiltrado pulmonar difuso, progresivo y la hipoxemia arterial (PaO_2 / FiO_2 < 200), indicaran desarrollo del ARDS. Si se agrega posterior fatiga muscular respiratoria se incrementara el cuadro de hipoxemia e hipercapnia. Hay que tener en cuenta, que una elevada presión de los capilares pulmonares (PCWP) > 18, sugiere excesivo volumen de fluido o falla cardiaca, antes que pensar en ARDS.

En relación al tratamiento, hay que tener presente:

La causa médica o quirúrgica probable (infección severa, trauma) que inicio el cuadro.

El manejo de la ventilación mecánica:

Prevenir la lesión pulmonar inducida por el ventilador. Ante un cuadro como ARDS, que muestra lesiones heterogéneas en los pulmones, al tratar de mejorar las condiciones de los alveolos se puede provocar sobre distensión, ocasionando mayor daño alveolar. Por ello se recomienda un volumen tidal bajo. Vt = 6ml / Kg.

Al usar un Vt bajo, debería utilizarse PEEP para evitar el colapso alveolar. De esta manera, PEEP protege al pulmón y lo mantiene abierto. Como PEEP esta incrementado, el PaO_2 se eleva, ello porque los alveolos se han reclutado de las áreas perfundidas. Cuando el PCO_2 esta elevado con PEEP incrementado (mismo Vt), la sobre distensión pulmonar estaría presente.

El uso del PEEP en pacientes con lesión pulmonar aguda es parte de la estrategia protectiva del pulmón, antes que solo elevar el PaO_2 o disminuir el FiO_2.

En el manejo de inicio del ARDS podemos considerar lo siguiente:

Iniciar una ventilación volumen / presión limitada, Vt < 6 ml/Kg, fc < 35 rpm, Plateau presión < 30 cm H_2O.
Oxigenación: FiO_2 < 0.6, Sat O_2 = 88-95%, PEEP < 10 cmH_2O.

El manejo de fluidos: Un importante factor que destaca en ARDS es el incremento de la permeabilidad vascular pulmonar que ocasiona el edema intersticial y alveolar en los pulmones.

Del mismo modo, debido a la alteración de la integridad vascular se incrementaría el agua extravascular a los pulmones por un aumento de la presión auricular izquierda.

Mantener una presión normal o baja de la aurícula izquierda, disminuirá las posibilidades de edema pulmonar y disminución de la oxigenación arterial, favoreciendo la compliance pulmonar y mejorando la mecánica ventilatoria.

5.2 SINDROME DE INSUFICIENCIA RESPIRATORIA DEL NEONATO (enfermedad de la membrana hialina).

El síndrome de insuficiencia respiratoria del neonato es la causa más común de la falla respiratoria en el recién nacido y la mayor causante de mortalidad en el prematuro.

El cuadro muestra marcada disnea, cianosis, taquipnea al nacer.

La deficiencia de surfactante seria el causal y ello debido a la inmadurez celular. Los factores que predisponen a esta enfermedad son la prematuridad, diabetes en la madre y el nacimiento por cesárea.

Complicaciones a tener en cuenta tenemos:

- La displasia broncopulmonar (BPD), debido al tratamiento con alta concentración de O_2 y a la ventilación mecánica;

- la persistencia del ductus arterioso causada por la inmadurez e hipoxia,
- la hemorragia cerebral intraventricular y
- la enterocolitis necrotizante.

PATOLOGIAS RESTRICTIVAS CRONICAS

En las enfermedades intersticiales crónicas es muy posible que la sintomatología se presente des pues de meses e incluso anos. Paciente puede presentar fatiga, fiebre, perdida de peso. Esta sintomatología se hace más evidente durante el ejercicio, donde el examen físico mostraría, por ejemplo, desaturación de O_2, disminución expansión torácica, a la auscultación estertores en bases en ambos pulmones. Presencia de clubbing, deformidades de las articulaciones, artritis.

En la prueba de función pulmonar mostrara una disminución de los volúmenes pulmonares, con disminución de la capacidad pulmonar total y la capacidad residual funcional. El DLCO esta a menudo disminuido y la de saturación de O_2 también.

Dentro de estas enfermedades crónicas mencionamos las siguientes:

NEUMOCONIOSIS

Estas enfermedades del medio ambiente son causadas por la inhalación de partículas inorgánicas.

SILICOSIS: enfermedad causada por la exposición al polvo de sílice. Grupo involucrados los mineros, los trabajadores de vidrio y además esta relacionado a una mayor susceptibilidad de contraer tuberculosis.

ANTRACOSIS: causada por la inhalación de polvo de carbono.

ASBESTOSIS: causada por la inhalación de fibras de asbestos. Hay una marcada predisposición al carcinoma bronco génico y al mesotelioma maligno.

SARCOIDOSIS: es un síndrome de etiología desconocida consistente en un compromiso de órganos múltiplos con granulomas no caseificados. Frecuente en raza de descendencia africana y generalmente se presenta en jóvenes adultos. Los cambios patológicos comunes son de enfermedad intersticial pulmonar, nódulos linfáticos del hilio, poliartritis. La radiografía de tórax muestra una adenopatía linfática hiliar bilateral y una difusa densidad reticular. Laboratorio muestra hipercalcemia, hipercalciuria, la biopsia es definitiva para el diagnostico. Corticosteroides son la droga a utilizar, y su indicación es por un largo periodo de tiempo.

C. ENFERMEDAD VASCULAR PULMONAR: EMBOLIA PULMONAR (EP)

Embolia pulmonar es la obstrucción de la arteria pulmonar o una de sus ramas, ocasionado por un coagulo sanguíneo, el cual usualmente es secundario a trombosis venosa profunda comúnmente de las extremidades inferiores.

Una historia clínica cuidadosa y un examen clínico apropiado nos permitirán presumir embolia pulmonar cuando paciente muestra dificultad respiratoria, dolor torácico (pleurítico), hipoxemia, hemoptisis, taquicardia y la posibilidad de la presencia de trombosis venosa profunda. (por ejemplo, en las extremidades inferiores o de la pelvis).

La embolia pulmonar se origina de una marcada estasis venosa, como sucede en una enfermedad venosa primaria, falla cardiaca congestiva, en un prolongado descanso o inmovilización (posición sentada durante demasiadas horas de vuelo). Otras causales son cáncer, fracturas múltiples, y el uso de anti conceptivos.

En resumen tenemos **tres factores etiológicos**:

1. estasis sanguínea: inmovilidad, cirugía, falla cardiaca congestiva.
2. daño en la pared del vaso: cirugía, trauma.
3. hipercoagulacion: policitemia, anticonceptivos.

El diagnostico diferencial incluye: disección de aneurisma de la aorta, neumonía, enfermedad pleural, falla cardiaca e isquemia de miocardio.

Manifestaciones clínicas:

Aparición aguda de disnea, dolor pleurítico, tos, sincope. Signos como taquipnea, taquicardia, uso de músculos accesorios, ansiedad, incremento de la presión venosa yugular.

Pruebas de diagnostico:

Gases arteriales:
Disminución de PaO_2, disminución $PaCO_2$ debido a hiperventilación
Incremento gradiente A-a

Scan Ventilación/ perfusión (V/Q):
Area bien ventilada con ausencia o disminución de la perfusión (zona oscura) sugiere embolia pulmonar.

CT Scan del tórax

D Dimer: incrementa los valores. El producto de la descomposición de la fibrina es un indicador no especifico de la formación de coagulo sanguíneo.
Angiografía: es la mejor prueba de diagnostico, pero es invasiva y se prefiere los métodos no invasivos.

Tratamiento:

Anti coagulación: heparina de inicio y coumadin a continuación por 3-6 meses.
Terapia trombolitica: agentes estreptoquinasa, uroquinasa.
Filtro de la vena cava inferior: cuando la anti coagulación esta contra indicada a un problema de coagulación o a un recurrente embolismo pulmonar.
Oxigeno suplementario. De acuerdo a las condiciones del paciente.

La profilaxis del trombo embolismo venoso debe tenerse en cuenta en pacientes de gran riesgo, como aquellos hospitalizados por falla cardiaca congestiva, enfermedad respiratoria aguda, aquellos pacientes que van a ser inmovilizados por varios días, en pacientes quirúrgicos, todos ellos deberían recibir dosis profilácticas de anticoagulantes (heparina). Del mismo modo la compresión intermitente neumática debiera aplicarse como un mecanismo profiláctico en pacientes quirúrgicos.

D. HIPERTENSION PULMONAR (HP)

Hipertensión pulmonar se refiere a un aumento de la presión arterial pulmonar promedio > 25 mm Hg en reposo o >30 mm Hg en ejercicio.

En términos generales consideramos:

1. Hipertensión pulmonar primaria, de etiología desconocida y pobre pronostico y
2. Hipertensión pulmonar secundaria, que es común complicación en EPOC.

La hipertensión arterial pulmonar es causada por una combinación de vasoconstricción pulmonar, proliferación de células endoteliales y/ o células del musculo liso, de fibrosis de la intima y trombosis de las arteriolas o capilares pulmonares.

El diagnostico de hipertensión pulmonar se basa en síntomas como disnea, fatiga, palpitaciones, sincope, dolor torácico, tos y hemoptisis. Los signos incluyen un pronunciado componente pulmonar en segundo ruido cardiaco, murmullo de regurgitación tricúspide o pulmonar, si progresa a falla cardiaca derecha, desarrollara aumento de la presión venosa yugular, hepatomegalia, edema periférico, ascitis.

El ECG mostrara una hipertrofia ventricular derecha, crecimiento de la aurícula derecha.

El eco cardiograma nos informara de la severidad del cuadro, la radiografía torácica mostraría crecimiento de arterias pulmonares, del ventrículo derecho y puede sugerir posibles causas de hipertensión pulmonar (EPOC, enfermedad pulmonar intersticial). Las pruebas funcionales pulmonares, gases arteriales, V/Q scan y otras pruebas ayudaran a esclarecer las causas de esta HP. Pacientes con EPOC e hipertensión pulmonar deben observarse muy de cerca por la severidad de esta condición.

Su manejo terapéutico incluye:

B2 agonistas y aminofilina que mejorarían la función ventricular derecha pero pueden ocasionar efectos secundarios como taquiarritmias.
El oxígeno mejora el grado de sobrevivencia de estos pacientes, indicación es mantener un PaO_2 de 55 mm Hg.

El uso de vasodilatadores orales no contribuyen en el tratamiento de pacientes con EPOC e HP.

El uso de oxido nítrico inhalado (iNO) y de prostaglandinas aun no tienen un resultado concreto.

E. NEUMONIA

Neumonía es un proceso inflamatorio de origen infeccioso que afecta el parénquima pulmonar. Pacientes usualmente presentan síntomas respiratorios que incluyen tos productiva, disnea, hipoxia, dolor pleurítico.

Morfológicamente se distinguian tres clases de neumonía, la neumonía lobar, la bronconeumonía y la neumonía intersticial. La neumonía lobar causada comúnmente por S. neumonía, afecta un lóbulo pulmonar. La bronconeumonía, tiene una distribución mas amplia, compromiso mas de un lóbulo, y lo origina una amplia gama de organismos. La neumonía intersticial la ocasionan varios agentes, los más frecuentes el Mycoplasma neumonía o virus. Las neumonías virales son las más frecuentes en niños, ocasionado mayormente por el virus de la influenza, por ej. el adeno virus. La neumonía Pneumocystis carinii, es común infección en pacientes con síndrome de inmuno insuficiencia adquirida.

La neumonía también puede entrar en la categoría de neumonía adquirida comunitaria, neumonía hospitalaria y la neumonía asociada al ventilador. La neumonía es consecuencia de la proliferación de agentes patogenos a nivel alveolar. Estos microorganismos se introducen al tracto respiratorio bajo de diversas formas. Aspiración, inhalación de partículas contaminadas, son algunas de ellas.

En la neumonía adquirida comunitaria los agentes etiológicos incluyen bacterias, hongos, virus y protozoos. Asi tenemos S. pneumoniae, S. aureus, H. influenzae. Como factores que contribuyen al desarrollo de este tipo de neumonía mencionamos el alcoholismo, EPOC-fumador, enfermedades pulmonares (bronquiectasia), trastornos neurológicos, demencia, nivel de conciencia.

Clinicamente paciente presenta variados síntomas, tos productiva, disnea, dolor pleurítico. Al examen hay fiebre, taquipnea, estertores a la auscultación o consolidación. Radiografía de tórax revela infiltrado pulmonar. Para establecer el agente etiológico se recomienda previo al tratamiento, pruebas de esputo para Gram y cultivo, también estudio de cultivo en sangre. Debido al uso a veces indiscriminado de antibióticos, el organismo presenta resistencia a los mismos, S pneumoniae esta con este proceso de resistencia con la meticilina (MRSA) y para lo cual tiene que ser evaluado previo a iniciar terapia.

El tratamiento debe ser específico al agente patógeno. En casos empíricos los pacientes pueden ser tratados con varias terapias antimicrobianas, dependiendo si recibió anteriormente antibióticos o no, si se halla en una unidad de cuidados intensivos o no, si es MRSA positivo o no.

Además del tratamiento antimicrobiano, se debe considerar que el paciente este debidamente hidratado, si presenta hipoxemia se indique oxigeno suplementario. Hay cuadros que también pueden confundir con neumonía, incluimos edema pulmonar, embolismo pulmonar, carcinoma pulmonar. En relación a la neumonía asociada al ventilador, hay que tener en cuenta varios factores que intervienen en su patogénesis, la colonización de microorganismos en la oro faringe, la aspiración de estos organismos de la oro faringe hacia el tracto respiratorio bajo y el compromiso del mecanismo defensivo del paciente.

La estrategia de prevención seria importantísima, evitar tratamiento prolongado de antibióticos; durante ventilación mecánica, cuidar de todas las medidas higiénicas, de control de infección, aislamiento cuando se es requerido. Posición del paciente para evitar aspiración, evitar sedación, cuidados en la succión, de ser posible utilizar ventilación no invasiva y si es necesario traqueotomía aplicarla lo mas temprano posible. Estas serian algunas de las recomendaciones a tener en cuenta.

F. NEUMOTORAX

Neumotórax es la acumulación de aire en el espacio pleural. Puede ocurrir espontáneamente o como consecuencia de un trauma. El tratamiento obviamente será diferente. El neumotórax espontaneo se subdivide en primario, cuando no hay enfermedad pulmonar de por medio y el neumotórax pulmonar espontaneo secundario donde si esta presente una enfermedad pulmonar.

En el neumotórax espontaneo primario, se presenta en jóvenes (delgados y altos), probablemente debido aun compartimiento pleural mas grande y una membrana pleural delgada. Neumotórax secundario cuando existe una enfermedad de por medio, como enfisema, fibrosis quística, neumonías necrotizantes, fibrosis pulmonar, absceso pulmonar. En el caso de neumotórax traumático, este puede ser causado por trauma directo o penetrante (lesión por disparo de bala o por instrumento punzante). Muchas veces el tratamiento es conservador con simple tubo torácico. Si se sospecha de lesión interna, con sangrado profuso, o lesión del corazón, o grandes vasos la indicación es quirúrgica. El uso de tubo torácico es vital, ayudara a observar sangrado, permitirá que pulmón se expanda y permitirá ventilar el pulmón.

También podemos mencionar los neumotórax iatrogénicos, al colocar un catéter venoso central por ejemplo. Pacientes con ventilación mecánica de soporte pueden desarrollar baro trauma, en este caso esta indicado la inserción de un tubo en tórax, para evitar el desarrollo de un neumotórax tensional. Neumotórax tensional es la acumulación de aire en el espacio pleural, creando presión positiva. Esto puede originar trastorno hemodinámico y se requiere un tratamiento de descompresión inmediato. El paciente va a manifestar un dolor unilateral en el tórax de inicio brusco, disnea es frecuente y tos.

Al examen de un neumotórax mayor, se va a observar incremento de la disnea y de frecuencia respiratoria. El hemitorax afectado se vera mas pronunciado e inmóvil durante la respiración. Los ruidos respiratorios disminuidos y a la percusión habría resonancia. Si el neumotórax es pronunciado y si esta bajo tensión, el paciente mostrara mayor dificultad respiratoria, sudoración, cianosis e hipotensión. La radiografía de tórax confirmara el diagnostico clínico. Un neumotórax menor (< 15%) solo requeriría observación, si es de mayor proporción el uso de tubo torácico con succión estaría indicado. La imagen del neumotórax es oscura sin imágenes pulmonares periféricas, hay aumento de radiolucencia. El neumotórax tensional, mostrara depresión del diafragma del lado afectado y la tráquea y mediastino desviado al lado opuesto del neumotórax.

El tratamiento va de acuerdo a la extensión del neumotórax, uno pequeño, menos de 15%, no necesitaría de intervención. Si el neumotórax es 15-20% con sintomatología, la inserción de un pequeño tubo de toracotomía (No. 8, French), en el segundo espacio intercostal en la línea medio clavicular estará indicada. Si esto no da resultado o el neumotórax se expande más, la inserción de un tubo mas grande de toracotomía con succión seria la indicación adecuada.

La administración de oxigeno suplementario se debe aplicar en todos los casos de neumotórax. La observación de los pacientes estables con neumotórax primario es recomendable, si es un caso de neumotórax espontaneo secundario debe ser admitido a hospitalización. La observación es en frecuencia respiratoria, y de cualquier signo que implique la función respiratoria, de ser así el neumotórax debe ser drenado.

Preguntas:

1. Un paciente con cuenta de glóbulos blancos de 12,000/cm3, esta tosiendo y expectorando cantidad moderada de secreciones amarillentas. Al examen físico revela disminución de ruidos respiratorios y ruido apagado a la percusión. Estos hallazgos son compatibles con cual de lo siguiente?

    a. trauma de via aérea
    b. mbolia pulmonar
    c. neumonía
    d. edema pulmonar

2. Un paciente que ha estado con ventilación mecánica por 7 días, desarrolla enfisema subcutáneo. A la evaluación revela cianosis, disnea, y una elevación marcada de PIP. El paciente esta experimentando cual de lo siguiente?

    a. neumotórax
    b. neumoperitoneo
    c. incremento de la compliance pulmonar
    d. neumomedistino

3. La más común complicación de la compresión torácica es:

    a. neumotórax
    b. insuflación gástrica
    c. aspiración
    d. fracturas costales

4. Los resultados del scan ventilación / perfusión son interpretados como no perfusión y si adecuada ventilación. El terapista debe informar que el paciente esta en cual condición?

    a. embolia pulmonar
    b. edema pulmonar

c. envenenamiento con monóxido de carbono
d. neumotórax

5. Los bronquios medianos son los que ofrecen la mayor resistencia de la via aérea en los pulmones. El musculo liso bronquial puede cambiar el diámetro bronquial ya sea contrayéndolo o relajándolo. Cual de las siguientes condiciones esta asociado con dilatación de las vías aéreas?

    a. asma
    b. atelectasia
    c. bronquiectasia
    d. fibrosis pulmonar idiopática
    e. síndrome de insuficiencia respiratoria neonatal

6. Nino de 8 anos de edad viene con su madre al medico, el quiere discutir infección de via respiratoria ocurrida en su hijo hace 4 meses. Madre refiere que presento cuadros de sibilancias y dificultad respiratoria que se resuelven al cabo de una hora. En una ocasión tuvo que llevarlo a la emergencia. En esa ocasión el medico tratante le menciono que su hijo tenia alta incidencia anormal de eosinofilos en sangre. Cual de los siguientes diagnósticos es el más apropiado?

    a. asbestosis
    b. asma
    c. croup
    d. fibrosis cistica

Respuestas: 1. C, 2. A, 3. D, 4. A, 5. C, 6. B.

BIBLIOGRAFIA

1. Abraham E, Yoshihara G. Cardiorespiratory effects of pressure controlled inverse ratio ventilation in severe respiratory failure. Chest 1989; 96: 1356-1359.

2. Ambrosiano N: European Respiratory Journal 1996; 9:795-807. "Non invasive mechanical Ventilation in acute respiratory failure".

3. American Journal of Respiratory and Critical Care Medicine. Vol. 169: 882, 2004. "Non invasive ventilation and Weaning".

4. Andreoli, Carpenter: "Cecil Essential of Medicine". 2007.

5. Bello G, Antonelli M. "Critical Care ". 2008: 12(2): 136 April 21 "NPPV weaning".

6. Boles J, Cannon A. European Respiratory Journal 2007: May 1: 29(5): 1033-1056: "Weaning from Mechanical Ventilation"

7. Bordon R, Ries A, Morris T. "Manual Critical Problems in Pulmonary Medicine". 2005.

8. Brochard L: Mechanical ventilation: invasive vs non invasive. Eur Resp J Suppl 47:31, 2003.

9. Brower RG et al: Higher versus lower PEEP in patients with the acute respiratory distress syndrome. N Engl J Med 351: 327, 2004.

10. Burns K, Adhikari N: Canadian Journal Anesthesiology 2006; 53:305-315 "A Metanalysis of Noninvasive weaning to facilitate liberation from mechanical ventilation".

11. Cairo JR, Pilbeam SP: Mosby's respiratory care equipment. 2004, Mosby.

12. Campbell Rs, Davis BR: Pressure-controlled versus volume controlled ventilation: does it matter? Resp Care 47:416, 2002.

13. Chang D: "Clinical Application of Mechanical Ventilation". 3rd Ed 2006.

14. Fan EDM et al: Ventilatory management of acute lung injury and acute respiratory distress syndrome. JAMA 294:2889, 2005.

15. Chastre J, Fagon JY: Ventilator- associated pneumonia. Am J Respir Crit Care Med 165:867, 2002.

16. Collard HR, Saint S, Matthay MA: Prevention of ventilator-associated pneumonia: an evidence- based systematic review, Ann Intern Med 138: 494, 2003.

17. Davis K, jonhson DJ, Branson RD, et al. Airway pressure release ventilation, Arch Surg 128: 1348, 1993.

18. Dhand R: Basic techniques for aerosol delivery during mechanical ventilation, Resp Care 49:611, 2004.

19. Dodek K, Cook Det al:Evidence-based clinical practice guiline for the prevention of ventilator associated pneumonia, Ann Intern Med 141:305, 2004.

20. Epstein SK, Singh N: Respiratory acidosis, Resp Care 46: 366, 2001.

21. Ferrer M., Esquinas A. American Journal of Respiratory Care and Critical Care Medicine. Vol 168: 70-76, 2003. "Non Invasive ventilation during persistent weaning failure".

22. Foster GT, Vaziri ND, Sasson CHS: Respiratory alkalosis, Resp Care 46; 384, 2001.

23. Frawley PM, Habashi NM: Airway pressure release ventilation: theory and practice, AACN Clin Issues12: 234-246, 2001.

24. Ganong W: "Review Medical Physiology". 20th ed 2001.

25. Garpestad E., Brenon J, Hills N. Chest 2007: Aug 1 132:711-720. "Non Invasive Ventilation for Critical Care".

26. Greewald I, Rosonoke S: Mechanical Ventilation: understanding respiratory physiology and the basics of ventilator management, J Emerg Med Soc 28: 74, 2003.

27. Gillete MA, Hess DR:Ventilator induced lung injury and the evolution of lung protective strategies in acute respiratory distress syndrome, Resp Care 46:130, 2001.

28. all Jesse, Schmidt G. "Critical Care". 2007.

29. Hansen J, Koeppen B. Netter's Atlas of Human Physiology. 2002.

30. Hardman JG, Limbid LE, Gilman AL: Goodman and Gilman's the pharmacologic basis of therapeutics, ed 10 New York, 2001, McGraaw-Hill.

31. Harris RS: Pressure- volume curves of the respiratory system, Resp Care 50:78, 2005.

32. Hernandez G, Rello J; Top ten list in ventilator- associated pneumonia, Chest 124:1580, 2003.

33. Hess DR: Mechanical ventilation strategies: what's new and what's worth keeping? Resp Care 47: 1007, 2002.

34. Heuer AJ, Scanlan CL: Medical gas therapy. Egan's fundamentals of respiratory care, ed 8, St Louis, 2003, Mosby.

35. Hinds C, Watson D. "Intensive Care"- Third Edition. Saunders. 2008.

36. Hirvela E: Advances in the management of acute respiratory distress syndrome: protective ventilation, Arch surg 135: 126, 2000.

37. Klompas M: Does this patient have ventilator- associated pneumonia? JAMA 297: 1583, 2007.

38. Kuhlen R, Rossaint R: the role of spontaneous breathing during mechanical ventilation. Respir Care 47; 296, 2002.

39. Lain DC, et al: Pressure control inverse ratio ventilation as a method to reduce peak inspiratory pressure and provide adequate ventilation and oxygenation. Chest 1989; 95: 1083-1088.

40. Lazarus Steven: "Emergency Treatment of Asthma". N Engl J Med 363; 8. Aug 19, 2010.

41. Loscalzo Joseph: Harrison's-"Pulmonary and Critical Care Medicine". 2010.

42. MacIntyre Neil, Branson R. "Mechanical Ventilation". 2001.

43. MacIntyre Neil: Chest 2007, Sept 1 132: 1049-1056. "Discontinuing Mechanical Ventilation'.

44. MacIntyre N. Respiratory Care 2002, vol 47, 1, 29 "Bringing scientific evidence to the Ventilator discontinuation process evidence based practice guidelines".

45. Manthous C, Morgan S, Pohlman A. Heliox in the treatment of airflow obstruction: A critical review of the literature. Resp Care Nov. 1997; Vol 42: 1034-1042.

46. Marini JJ, Gattinoni L: Ventilatory management of acute respiratory distress syndrome. Crit Care Med 32:250, 2004.

47. Marino Paul, "The ICU book". 3rd Ed Lippincott 2007.

48. Mattu A., Goyal D. Emergency Medicine. 2007.

49. McPhee S., Papadakis M. "Current Medical Diagnosis and Treatment".50th Edition. Lange. 2011.

50. Mcpherson S. Respiratory Therapy Equipment. 2nd Ed 1981.

51. Nava S., Ambrosino N. Annals of Internal Medicine. 1998; 721-728 "Non Invasive Mechanical ventilation in the weaning of patients with respiratory failure due to COPD'

52. Navalesi P. American Journal of respiratory Care and Critical Care Medicine. Vol 168: 5-6, 2003.

53. Penuelas Oscar, Frutos F., Esteban A. "Canadian Medical Association Journal": "Non Invasive positive pressure ventilation in acute respiratory failure".

54. Pilbeam Susan, Cairo J.M:. "Mechanical Ventilation". 4th Ed, 2006.

55. Pinsky MR: Hemodynamic monitoring in the intensive care unit, Clin Chest Med 24: 549, 2003.

56. Quinnell T., Pilsworth S. Chest 2006: 129: 133-139. "Prolonged invasive ventilation Failure to COPD: weaning results, survival, and the role of non invasive ventilation".

57. Rabe KF et al: Global strategy for the diagnosis, management, and prevention of chronic obstructive pulmonary disease. Am J Respir CrtiCare med 176: 532, 2007.

58. Saura P, Blanch L: How to set positive end expiratory pressures, Resp Care 47: 279, 2002.

59. Schneider A., Szanto P. "Pathology" 1996.

60. Stone C., Humphrics R. "Current Emergency Medicine". Sixth Edition. Lange 2008.

61. Swenson ER: Metabolic acidosis, Resp Care 46:342, 2001.

62. Tassaux D, Jolliet P, Dorne R. Calibration of seven ICU Ventilators for mechanical ventilation with Helium- Oxygen mixtures. Am J Resp Crit Care Med 1999; 160: 22-32.

63. Tharratt RD, Allen RP, Albertson. Pressure controlled inverse ratio ventilation in severe adult respiratory failure. Chest 1988; 94: 755- 762.

64. Tobin MJ: Advances in mechanical ventilation, New Eng J Med 344:1986, 2001.

65. Trevisan C. "Critical Care 2008". April 2008. April 17, 12(2).

66. Ware LB, Matthay MA: The acute respiratory distress syndrome. N Engl J Med 342: 1334, 2000.

67. West J. Pulmonary Pathophysiology. The Essentials. 2008.

68. Wheeler AP, Bernard GR. Acute lung injury and the acute respiratory distress syndrome. A clinical review. Lancet 369: 1553, 2007.

69. Wilkings R., Stoller J., Scanlan C "Egan's Fundamentals of Respiratory Care". Ninth Edition. 2009.

70. Wise R A, Tashkin DP: Optimizing treatment of chronic obstructive pulmonary disease: An assessment of current therapies. Am J Med 120: S4, 2007.

www.ingramcontent.com/pod-product-compliance
Lightning Source LLC
Chambersburg PA
CBHW031840170526
45157CB00001B/365